Gewalt gegen Pflegekräfte

Birgit Panke-Kochinke, geb. 1954, ist Lehrbeauftragte an der Universität und Fachhochschule Osnabrück. Sie arbeitet als Dozentin an Fachschulen für Alten- und Heilerziehungspflege und freiberuflich im Institut für pflegewissenschaftliche Gesundheits- und Bildungsforschung in Osnabrück.

Birgit Panke-Kochinke

Gewalt gegen Pflegekräfte

Problematische Situationen erkennen und lösen

Mabuse-Verlag
Frankfurt am Main

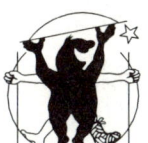

Bibliografische Information Der Deutschen Bibliothek
Die Deutsche Bibliothek verzeichnet diese Publikation in der Deutschen
Nationalbibliografie; detaillierte bibliografische Daten sind im Internet
unter http://dnb.ddb.de abrufbar.

© 2008 Mabuse-Verlag GmbH
Kasseler Str. 1a
60486 Frankfurt am Main
Tel.: 069 – 70 79 96-13
Fax: 069 – 70 41 52
www.mabuse-verlag.de
verlag@mabuse-verlag.de

Umschlaggestaltung: Marianne Gräber, Frankfurt am Main
unter Verwendung einer Fotografie von Robert Häusser, Mannheim
Druck: Prisma Verlagsdruckerei, Frankfurt am Main
ISBN: 978-3-938304-81-5

Inhalt

Vorwort

Es ist ein Teufelskreis. Man könnte es auch Zwickmühle nennen: Pflegende werden in ihrem Beruf mit Gewalt konfrontiert, die gegen sie gerichtet ist. Das ist Teil ihres Berufes. In den meisten Fällen gehen sie professionell damit um. Sie fühlen sich nicht persönlich getroffen. Sie können sich angemessen distanzieren. Eine Reihe von pflegerischen Techniken und Strategien hilft ihnen dabei.

In einigen wenigen Fällen jedoch helfen diese Techniken und Strategien, hilft auch die Erfahrung nicht weiter: Man wird verletzt – körperlich und seelisch. Die Haut wird dünner. Das, was man ausprobiert, hilft nicht wirklich weiter. Man wird krank. Oder man schafft sich ein dickes Fell an und lässt nichts mehr an sich herankommen. Einen solchen Teufelskreis zu durchbrechen ist aber notwendig, um in diesem Beruf „lebendig" bleiben zu können. Das vorliegende Buch liefert einen Beitrag dazu.

Ohne die Bereitschaft der Berufsgenossenschaft für Gesundheitsdienst und Wohlfahrtspflege, ein solches Projekt finanziell zu unterstützen, wäre diese Idee nicht umsetzbar gewesen. Und ohne die gute Zusammenarbeit mit Einrichtungen der Alten- und Gesundheits- und Krankenpflege wäre dieses Buch nicht zustande gekommen. Pflegende und ihre Leitungen haben sich für Interviews und Gruppendiskussionen zur Verfügung gestellt. Sie haben Rückmeldung gegeben über das, was ich herausgefunden habe. Diesen Menschen und Institutionen möchte ich danken.

Annette Hülsenbeck-Schlothauer danke ich für den Hinweis auf die Fotografie von Robert Häusser, die als Umschlagabbildung verwendet wurde.

Birgit Panke-Kochinke, im November 2007

1. Einleitung

Gewalt, die gegen beruflich Pflegende gerichtet ist, in ihrer Funktionsweise zu erfassen und vor diesem Hintergrund einen Beitrag zu liefern, um sie zu reduzieren – das ist das zentrale Anliegen, das mit dem vorliegenden Buch verfolgt wird.

Ein Problem ist dabei deutlich erkennbar: Anwendungsorientierte Forschung im komplexen Handlungsfeld menschlicher Beziehungen, die auf eine Verbesserung der Lebenssituation von Menschen in ihren jeweiligen Handlungsfeldern durch Interventionsmaßnahmen zielt, lässt sich nur bedingt in ihrem Erfolg erfassen. Jeder begrenzte Eingriff in das System zieht eine Reihe von komplexen Veränderungen nach sich, die sich nicht steuern lassen. Es ist nicht immer davon auszugehen, dass das „eigentliche" strukturelle Problem, das den Auslöser für das aufgetretene konkrete Problem bildet, auf diesem Wege wirklich aufgehoben werden kann. Es ist allerdings möglich, bessere Grundlagen dafür zu schaffen, damit in einer ähnlichen Problemsituation die Art der Konfliktaustragung so verändert werden kann, dass die betroffene Pflegenden und ihre Leitungen nicht auf Handlungsstrategien zurückgreifen müssen, mit denen sie sich selbst und anderen schaden. Im Prinzip geht es also lediglich darum, die zerstörerische Kraft von Konflikten zu verringern.

Eine empirische Studie *(Kapitel 2: Die empirische Untersuchung)* hat gezeigt, dass die Kompetenzen von Pflegenden im Umgang mit Gewalt differenziert und oft passgenau sind. Vieles lässt sich so mit wachsender Professionalität besser bewältigen. Gerade in Bezug auf die Patienten und Klienten, die krankheitsbedingt gewalttätig und aggressiv werden, ist das Arsenal von möglichen pflegerischen Maßnahmen groß. Es kommt immer darauf an, das Krankheitsbild zu kennen und zu erfassen, dass die Gewalt, die auf den Pflegenden gerichtet ist, oft wenig mit seiner Person zu tun hat. Ein pflegespezifischer professioneller Gewaltbegriff untermauert diese notwendige Distanzierung *(Kapitel 3: Der Gewaltbegriff)*.

Wo liegen denn dann aber die Probleme im Umgang mit der Gewalt in beruflichen Handlungssituationen? Erkennbar wird – und das ist ein zentrales Ergebnis der Studie – dass bisweilen Problemerkennung und praktiziertes Lösungsmuster nicht zusammen passen (*Kapitel 4: Das Analyseraster*). Im Prinzip also sind die Lösungsmuster gut und sinnvoll – sie passen nur nicht zu dem, was in der konkreten Konfliktsituation als Problem auftritt. Wenn sich z. B. ein Vorgesetzter wie ein psychisch Kranker gebärdet und entsprechend gewalttätig wird, ist eine Strategie, wie sie bei einem psychisch Kranken durchaus sinnvoll sein kann, oft kontraproduktiv. Oder – wenn das eigentliche Problem die Aggressivität in einem Team ist, dann nutzt es wenig, auf den Zusammenhalt desselben zu bauen. Und – wenn Pflegende über seelische Gewalt und damit oft auch ihre Angst gerade nicht mit ihren Leitungen sprechen wollen, so ist eine Leitungsstrategie, die immer wieder Annäherungen in dieser Richtung vornimmt, nicht besonders erfolgreich.

Was jedoch kann man mit diesen Ergebnissen einer wissenschaftlichen empirischen Studie denn für die Praxis anfangen? Der Praxisbezug ist über eine zentrale Erkenntnis, die in der Studie gewonnen wurde, herzustellen: wenn man Pflegenden für den ganz konkreten Problemfall ein Instrument in die Hand gibt, mit dem sie Problem und (nicht funktionierendes) Handlungsmuster trennen und sich vor dem Hintergrund der eigenen Ressourcen überlegen können, was man denn dann sinnvolles tun kann, kann es gelingen, individuell zugeschnitten und mit wenig Aufwand, Veränderungen zu erreichen *(Kapitel 5: Das Strukturgitter)*. Das ist es letztendlich, was unter dem Begriff der „rekonstruktiven Systemintervention" zu verstehen ist. Um mit diesem *minimalinvasiven Eingriff* arbeiten zu können, braucht man keine aufwändigen und teuren Maßnahmen. Systeme sind außerordentlich komplex. Ein geringer Anstoß an der „richtigen Stelle" genügt häufig, um hier positive Wirkungen im Umgang mit ungelösten Problemen der Gewalt erkennen zu können *(Kapitel 6: Interventionsinstrument Systemanalyse)*.

Um allerdings die „richtige Stelle" zu treffen, ist es notwendig, noch eine weitere Denkschleife zu verfolgen. Wie schon angedeutet – das, was als Problem im Umgang mit Gewalt gegen die eigene Person an der Oberfläche erkennbar ist, muss nicht das *eigentliche* Problem sein, das dahinter steht. Andernfalls würden ja die eingeübten Strategien erfolgreich sein. In der empirischen Untersuchung war auch das deutlich geworden. Um also vor dem Hintergrund der eigenen Ressourcen eingreifen zu können, muss in einem

Zwischenschritt zunächst einmal dieses *eigentliche* Problem erfasst werden. Erst dann werden auch die Handlungsstrategien erkennbar, die zur Problemlösung beitragen können.

So wurde ein Interventionsinstrument entwickelt, das individuell, aber auch im Team eingesetzt werden kann, wenn es darum geht, ein ungelöstes Problem im Umgang mit Gewalt gegen Pflegende noch einmal zu durchdenken, und d. h. nichts anderes als es analytisch zu reflektieren – eine notwendige Voraussetzung, um den Teufelskreis der Gewalt zu durchbrechen. Methodisch wurde für dieses Interventionsinstrument eine Form der individuellen Analyse gewählt, die wenig kompliziert ist und eigenständig durchgeführt werden kann. Es erschien wichtig, dass die Problemidentifizierung und -lösung auch individuell durchgeführt werden kann, verwies doch die empirische Untersuchung auf das wenig erstaunliche Ergebnis, dass Leitungseingriffe ebenso wie Supervisionen nicht immer erwünscht waren und es hier gut funktionierende Strategien der Abwehr gab. Gleichwohl lässt sich dieses Instrument auch im Team, auf der Leitungsebene oder immer da einsetzen, wo Pflegende und ihr Gegenüber bereit sind, sich auf eine solche Analyse einzulassen

Eine Anmerkung zum Schluss: Es werden lediglich *die* Ergebnisse und Erkenntnisse der wissenschaftlichen empirischen Studie präsentiert, die genutzt wurden, um das Interventionsinstrument zu entwickeln. Es wurde bewusst darauf verzichtet, alle Zwischenschritte der Datenauswertung und alle Ergebnisse der Studie zu präsentieren. Ausgegangen wird konsequent von der Ressourcenorientierung und damit einem salutogenetischen Denkmodell, welches durchaus kombinierbar ist mit einem systemtheoretischen Ansatz. Vor jedem Kapitel werden die zentralen Ergebnisse jeweils in einer Kurzfassung präsentiert. Das erleichtert die Übersicht und lässt den Lesern die Entscheidung, ob sie sich genauer informieren oder sich mit dieser Kurzfassung begnügen wollen.

2. Die empirische Untersuchung

2.1. Kurzfassung der Ergebnisse

Ein erstes Ziel der Studie war es, eine Analysematrix[1] zu entwickeln, die als Grundlage für eine fallspezifische Präventions- und Interventionsmaßnahme beim Auftreten von Gewalt gegen Pflegende dienen sollte. Der methodische Weg zur Erreichung dieses Ziels lag in der Rekonstruktion dessen, was Pflegende und ihre Leitungen unter *Gewalt gegen Pflegende* verstehen, und dieses vor dem Hintergrund der in der Literatur präsentierten Definitionen von Gewalt zu interpretieren. Dazu wurden neun halbstandardisierte Einzelinterviews und vier offene Gruppendiskussionen auf der Grundlage qualitativer Methoden der rekonstruktiven Sozialforschung ausgewertet. Die Ergebnisse wurden in der Analysematrix festgehalten. Sie lässt auf vier Ebenen und unter acht Perspektiven erkennen, was Pflegende und ihre Leitungen als zentrale Konflikte im Umgang mit Gewalt beschreiben und welche Lösungsmuster sie verwenden, um diese Konflikte zu lösen.
Zwei zentrale Ergebnisse lassen sich festhalten:

- Das, was als Lösungsmuster von Pflegenden und ihren Leitungen im Umgang mit Gewalt präsentiert wurde, konnte den zentralen Konflikt nicht lösen. Der zentrale Konflikt und das praktizierte Lösungsmuster passten nicht zusammen.
- Das, was als Lösungsmuster präsentiert wurde, war auf der Handlungsebene kein Konflikt mehr. Insbesondere die Gewalt, die von der Patientenseite gegen Pflegende gerichtet war, wurde bereits fachkompetent

---

[1] Der Begriff Analysematrix ist in diesem Zusammenhang definiert als die systematische Darstellung eines Gegenstandes oder Sachverhaltes hinsichtlich aller einzelnen Komponenten und Faktoren, die ihn bestimmen. Sie *enthüllt* die abstrakte Struktur der Anordnung der Einzelfaktoren, die zu Gewalt gegen Pflegende führt, indem sie explizite Argumentation und implizite Botschaften analytisch trennt, kategorial erfasst und damit den Wirkungszusammenhang von Denk- und Handlungsmustern erkennbar macht. Sie zeigt auf, was nicht funktioniert und wo die zentralen Probleme liegen.

präventiv und in der konkreten Konfliktsituation angemessen und zielorientiert gelöst. Ein Pool von berufsspezifischen Strategien zur Lösung
dieser Probleme lag bereits vor.

Eine wichtige Schlussfolgerung ließ sich aus diesem zentralen Ergebnis
ziehen, die die Suche nach fallspezifisch angemessenen Präventions- und
Interventionsmaßnahmen leitete:

• Konflikt und Lösungsmuster mussten auf der Denk- und Handlungsebene in einen neuen problemlösenden Zusammenhang gebracht werden.
Die Negativfolie der Analysematrix als Rekonstruktion von Konflikten
(ungelöste Fragen) und immanenten Lösungsmustern (gegebene Antwor-
ten, die nicht zu den Fragen passen) musste ergänzt werden durch die
Konstruktion einer Positivfolie des Strukturgitters[2], die die beschriebenen oder unterschwellig erkennbaren Lösungsmuster unter der Perspektive der Ressourcenorientierung von den damit nicht zu lösenden Problemen abspaltete (ungelöste Fragen und Lösungsmuster passen vor dem
Hintergrund einer Analyse der Ressourcen zusammen).

---

[2] Als Strukturgitter wird in diesem Zusammenhang eine zweidimensionale Matrix im
Rahmen der Didaktik bezeichnet, die ein kategoriales Bedingungsgefüge zwischen Subjekt und System *enthüllt*. Es dient als Voraussetzung für die Entwicklung von anzustre-
benden Kompetenzen (auf der Grundlage vorhandener Ressourcen). Es gibt die Positivfolie vor. Es zeigt mögliche Ansatzpunkte für eine sinnvolle Intervention auf. Es verzichtet darauf, an den nicht gewollten und strukturell unlösbaren Problemen anzusetzen, sondern da, wo es gewollt und strukturell möglich ist (Ressourcenorientierung).

Vergleich Kategorie	Analysematrix	Strukturgitter
Orientierung	*problemorientiert*: Konfliktstrukturen und Lösungsmuster passen nicht zusammen.	*lösungsorientiert*: Ressourcen und implizite Handlungsmuster passen zusammen.
Struktur	Implizite Konfliktfelder und Lösungsmuster werden aus dem Blick der Pflegenden und ihrer Leitungen in ihrer Problemstruktur erfasst (Analysematrix A). Die Perspektiven werden benannt und mit einer Kennziffer versehen.	Handlungsmuster von Pflegenden (Strukturgitter B) und ihren Leitungen (Strukturgitter C) werden getrennt voneinander in einer lösungsorientierten Zielperspektive erfasst und entfaltet. Die ressourcenorientierten Lösungsmuster werden benannt und mit einer Kennziffer versehen.
Qualität	Jedes der 32 ermittelten Problemfelder kann in seiner Struktur entfaltet werden. Eine Überprüfung durch die empirischen Forschungsergebnisse ist möglich.	Jedes der ermittelten 16 Lösungsfelder kann in seiner Struktur entfaltet werden. Eine Überprüfung über die Analysematrix und die empirischen Forschungsergebnisse ist möglich.

Tabelle 1: Vergleich Analysematrix und Strukturgitter

Folgendes Ergebnis ist festzuhalten, das den praktischen Einsatz dieser beiden Instrumente im Rahmen einer Prävention und Intervention im konkreten Fall bestimmt:

- Analyseraster und Strukturgitter ergänzen einander als Grundlage für die Umsetzung einer Präventionsmaßnahme respektive einer fallspezifischen rekonstruktiven Systemintervention.
- Anhand des Analyserasters lässt sich im konkreten Konfliktfall erfassen, wo die „eigentlichen" Probleme liegen. Eine fallbezogene Rekonstruktion als Handlungsfeldanalyse ist möglich.
- Anhand des Strukturgitters lässt sich auf der individuellen und institutionellen Ebene erfassen, welche Ressourcen vorliegen.
- Vor dem Hintergrund der Ressourcen (Strukturgitter B und C) und der

konkreten Konflikte (Analyseraster A) lässt sich genau und fallbezogen erkennen, was getan werden kann, um der Lösung des Konfliktes näher zu kommen.

Bei der praktischen Anwendung von Analyserater und Strukturgitter als Grundlage für ein fallspezifisches Präventions- und Interventionsinstrument ist zu beachten:

- Wesentlich bei dem Einsatz dieser einander ergänzenden Instrumente ist, dass sie zunächst getrennt voneinander genutzt werden. Es ist wichtig, dass Pflegende, die von Gewalt gegen ihre Person betroffen sind, erst einmal selbständig oder unter Anleitung erfassen können, was überhaupt passiert ist. Es ist auch wichtig, dass sie in einem zweiten Schritt auf systematischem Wege dazu angeregt werden zu überlegen, welche Möglichkeiten und Chancen sie vor dem Hintergrund ihrer Ressourcen haben, um den Konflikt zu lösen. Sie lernen diese Ressourcen zu nutzen. Es wird darauf verzichtet, an den nicht gewollten und strukturell unlösbaren Problemen anzusetzen, sondern da, wo es gewollt und strukturell möglich ist. Das ist der Kern einer ressourcenorientierten Prävention und Intervention auf der individuellen Ebene der Pflegenden. Entsprechend lässt sich auf der Leitungs- und Multiplikatorenebene durch die getrennte Analyse von „eigentlichen" Problemen und institutionell vorgegebenen Ressourcen ein angemessener Weg der Konfliktlösung finden.
- Analysematrix und Strukturgitter sind nur in einer entsprechend didaktisch und methodisch aufbereiteten Form auf der individuellen und institutionellen Ebene einsetzbar.
- Einzelne Pflegende, die von Gewalt gegen ihre Person betroffen sind, können diese Instrumente nutzen.
- Im Rahmen der Ausbildung in pflegerischen Berufen können diese Instrumente ebenso präventiv wie fallbezogen als Interventionsinstrument eingesetzt werden, um zukünftigen Pflegenden transferierbare Schlüsselqualifikationen bei der Lösung von Problemen im Umgang mit dem Phänomen *Gewalt gegen Pflegende* zu vermitteln.
- Beruflich Pflegende in Leitungspositionen (Stationsleitung, Pflegedienstleitung, Pflegedirektion etc.) können sie einsetzen, um die Struktur be-

stimmter Problemlagen in einer speziellen Einrichtung zu erfassen und entsprechende Maßnahmen zu ergreifen.
- Multiplikatoren können mit diesen Instrumenten arbeiten. Das erfordert eine einmalige Einführung in die Funktionsweise der Instrumente und eine Schulung im Umgang damit.

2.2. Forschungsdesign

Es erscheint notwendig, die Ergebnisse der qualitativen empirischen Unter-suchung, die der Konstruktion des Interventionsinstrumentes vorausging, kurz zu skizzieren und in ihren Ergebnissen zu präsentieren. Nur so wird nachvollziehbar, wie die Beziehung zwischen beiden ist. Im Rahmen der qualitativen rekonstruktiven Sozial- und Pflegeforschung (2.2.1.), die den methodischen Hintergrund für die vorliegende Studie bildet, wurden unter der gewählten forschungsimmanenten Fragestellung (2.2.2.) neun nicht stan-dardisierte Einzelinterviews und vier Gruppendiskussionen durchgeführt. Qualitative Gütekriterien wurden dabei angelegt (2.2.3.) Die Interviews und Gruppendiskussionen (2.2.4.)wurden nach gängigen Regeln transkribiert und bildeten die Grundlage für eine kritische hermeneutische Textanalyse (2.2.5.).

2.2.1. Die rekonstruktive qualitative Sozialforschung

Die Entwicklung einer Analysematrix zum Thema *Gewalt gegen Pflegende* hat das Ziel, zu einer Minimierung von Gewalt gegen Pflegende in der Ge-sundheits- und Krankheitspflege sowie in der Altenpflege beizutragen. Sie erfasst zentrale Konfliktfelder und immanente Lösungsstrategien, die Pfle-gende und ihre Leitungen im Umgang mit Gewalt entwickelt haben. Das kann sie nur, wenn sie auf einer wissenschaftlich begründeten Rekonstrukti-on der Bedingungsfaktoren des Phänomens *Gewalt gegen Pflegende* grün-det. Eine solche Rekonstruktion muss sich der Komplexität ihres Untersu-chungsgegenstandes bewusst sein, ihn in dieser fallbezogenen Komplexität auch erfassen und trotzdem über eine kategoriale Systematisierung das Ver-gleichbare in und aus der Verschiedenheit herausarbeiten. Eine Handlungsfeldanalyse lässt sich im Rahmen der Sozial- und Pflegeforschung methodisch auf unterschiedliche Art und Weise durchführen. In der vorliegenden Untersuchung kommen Verfahren der rekonstruktiven qualitativen Sozialforschung (Bohnsack: 2003) Einsatz. Das ist zu begründen. Die methodischen Verfahren, die unter dem Begriff der rekonstruktiven qualitativen Sozialforschung zusammengefasst sind, haben eine gemeinsame theoretische Grundlage. Sie gehen von der Annahme der *gesellschaftlichen Konstruktion von Wirklichkeit* (Berger/ Luckmann: 2000) aus. Solche Wirklichkeitskonstruktionen sind im Regelfall des Alltagshandelns keine bewusst wahrgenommenen und intentional gesteuerten Akte. Das Wissen, das die Akteure über ihre Handlungspraxis haben, ist ein „implizites Wissen". Die Akteure beherrschen dieses alltagspraktische Wissen, können aber nicht genau angeben, welchen Regeln es folgt. Das wird von den Interview- und Gruppendiskussionsteilnehmern auch als *Erfahrungswissen (aus dem Bauch heraus)* bezeichnet. Die rekonstruktive Sozialforschung bemüht sich nun darum, dieses implizite Wissen nachvollziehbar zu machen, das dem Handeln der Akteure zugrunde liegt. Damit solche Relevanzstrukturen überhaupt erkennbar werden, muss sie sich möglichst offener, wenig standardisierte Erhebungsmethoden bedienen, die nicht oder nur wenig durch Vorgaben des Forschers vorstrukturiert sind. So sind in der vorliegenden Untersuchung Interviews und Gruppendiskussionen unter diesem Gesichtspunkt geführt worden.

2.2.2. Forschungsfragen

Das Erkenntnisinteresse ist also forschungsimmanent darauf gerichtet, zu rekonstruieren, was Pflegende und ihre Leitungen unter dem Phänomen *Gewalt gegen Pflegende* verstehen. Drei Fragen waren entsprechend zu stellen:

- Was verstehen Pflegende und ihre Leitungen unter *Gewalt gegen Pflegende*?
- Welche Konflikte beschreiben sie und wie versuchen sie, diese Konflikte zu lösen? (Analysematrix)
- Welche pflegerischen Handlungsmuster lassen sich unter einer didaktischen Perspektive lösungsorientiert und fallbezogen erfassen? (Strukturgitter)

18

2.2.3. Gütekriterien

Welche Gütekriterien sind an eine solche qualitative Untersuchung anzulegen? Eindeutig festzuhalten ist zunächst einmal, dass die gängigen Gütekriterien der quantifizierenden Sozialforschung (v. a. Objektivität, Validität und Reliabilität) nicht einfach übernommen werden können. Und eindeutig festzuhalten ist auch, dass es bisher auch keinen allgemeingültigen Konsens darüber gibt, was als Gütekriterien für eine qualitativ rekonstruierende Forschung gilt. Im Folgenden werden die von Steinke (Steinke: 1999) formulierten sieben Kriterien für die vorliegende empirische Untersuchung aufgeschlüsselt.

- Intersubjektive *Nachvollziehbarkeit*: Sie erweist sich darin, dass das gewählte methodische Vorgehen Schritt für Schritt nachvollziehbar ist, so dass die Schlussfolgerungen immer wieder auf das Ausgangsmaterial zurückbezogen werden können. Da es sich um eine empirische Untersuchung handelt, ist die intersubjektive Nachvollziehbarkeit insbesondere auch für die Teilnehmer der Gruppendiskussion und Interviews in den entsprechenden Einrichtungen ein erster wichtiger Schritt, um die Qualität der Forschung zu überprüfen. Diese Rücküberprüfung wurde vorgenommen.
- *Indikation* im Sinne der Gegenstandsangemessenheit, des Forschungsprozesses und der Bewertungskriterien.
- *Empirische Verankerung der Theoriebildung.* Diese ergibt sich durch den gewählten empirischen Zugriff auf die Thematik. Theoretische Überlegungen in Form einer kategorialen Strukturierung sind Ergebnis, nicht Vorgabe der Untersuchung.
- *Limitation*, d. h. die Explikation der Reichweite der eigenen Ergebnisse. Diese ist auf eine bestimmte Personengruppe (Pflegende in der Alten-, Gesundheits- und Krankenpflege) und ein spezifisches Phänomen (Gewalt gegen Pflegende) bezogen. Es wird, da keine komparative Analyse vorgenommen wird, auch keine Übertragbarkeit auf andere helfende Berufsgruppen o. Ä. vorgenommen.
- *Reflektierte Subjektivität.* Diese verlangt von dem Forschenden eine kritische Reflexion der verstehenden Deutung. Sie kann bedingt durch das

im Folgenden beschriebene Verfahren der kritischen rekonstruktiven hermeneutischen Textanalyse geleistet werden. Sie wird auch unterstützt durch eine Auswertung des vorliegenden empirischen Materials durch zwei unterschiedliche methodische Zugriffsweisen und Personen. Wenn der methodische Zugriff analytische Qualität hat, dann müsste sich das in dem Ergebnis zeigen, das hier auf zwei unterschiedlichen Wegen gewonnen wird: zum einen mithilfe der Methode der rekonstruktiven hermeneutischen Textanalyse (Panke-Kochinke: 2004) und zum andern eines psychoanalytischen Verfahrens der Tiefenhermeneutik.

- *Kohärenz der Theorie.* Die Kohärenz der auf der Grundlage des empirischen Materials zu entwickelnden theoretischen Überlegungen ist überprüfbar an dem, was der theoretischen Überlegung zugrunde liegt: dem empirischen Material. Sind die getroffenen theoretischen Erkenntnisse zwar in sich logisch, aber nicht mehr auf dieses Material zurückzuführen, dann ist die Kohärenz in Frage zu stellen.
- *Relevanz* der Fragestellung und der entwickelten Theorie. Diese ergibt sich immanent vor dem Hintergrund einer wissenschaftlichen Fragestellung und verweist auf diese zurück. In der Erfassung des Phänomens Gewalt innerhalb des Berufsfeldes Pflege wäre die Relevanz der Fragestellung immanent gegeben, wenn man herausarbeiten kann, inwieweit sich der von Pflegenden in ihrer beruflichen Praxis verwendete Begriff von Gewalt von anderen Begriffen von Gewalt unterscheidet. Sie ergibt sich aber auch vor dem Hintergrund einer ethischen, gesellschaftlichen und sozialen Relevanz, die eine solche Untersuchung hat. Sie orientiert sich daran, dass sie Gewalt als Mittel des intersubjektiven Diskurses so weit wie möglich minimieren will, um das Zusammenleben von Menschen friedlich und konstruktiv zu gestalten.

2.2.4. Gruppendiskussionen und nicht standardisierte Interviews

Gruppendiskussionen (focus groups) dokumentieren nach Bohnsack (Bohnsack: 2003) *repräsentative Prozessstrukturen*. Als Kommunikations- und Interaktionsprozesse verweisen sie in ihrem regelhaften Ablauf auf kollektiv geteilte Orientierungsmuster. Diese gilt es zu rekonstruieren. Und das geht nur, wenn der Eingriff des Forschenden in den sich entwickelnden „selbstläufigen Diskurs" möglichst gering ist. Die Gruppe kann nur dann ihr eigenes Relevanzsystem, also ihre kollektiven Erfahrungen beschreiben, wenn sie dabei nicht die Relevanzsysteme des Forschenden mit einbeziehen muss. Eine thematisch fokussierte, aber offen gehaltene Eingangsfrage gibt den Raum für die Entwicklung solcher Relevanzstrukturen. Erst in einem zweiten Schritt können immanent Verständnisfragen gestellt und erst zum Schluss der Diskussion können auch exmanente Fragen hinzukommen. In der Auswertung solcher Gruppendiskussionen, die immer vor dem Hintergrund ihrer Verschriftlichung als kritische hermeneutische Textanalyse erfolgen, lassen sich dann diese kollektiven Prozessstrukturen auf ihren verschiedenen Ebenen ermitteln. Das Verfahren der Gruppendiskussion bietet sich an, wenn man zu verstehen versucht, was für Pflegende eigentlich *Gewalt gegen Pflegende* heißt und welches implizite Wissen über Lösungsmöglichkeiten für Konflikte im Zusammenhang mit dieser Gewalt bereits vorliegt.

Nicht standardisierte Interviews haben im Prinzip das gleiche Ziel wie Gruppendiskussionen. Der Interviewteilnehmer soll durch eine möglichst wenig direktive Interviewführung dazu angeregt werden, seine eigenen Relevanzstrukturen zu entwickeln und zu formulieren. Das bedingt eine Interviewführung, die mehr einem Gespräch als einer Befragung ähnelt. Sie betont eher die interaktive Struktur und fordert den Forschenden zu einer situativen Flexibilität heraus. Das Relevanzsystem des Interviewpartners liegt nun in solchen Interviews, die ebenfalls immer eine Transkription und eine exakte kritisch-hermeneutische Textanalyse erfordern, nicht offen zutage. Es muss in der Rekonstruktion in seinen verschiedenen Ebenen erschlossen, eben rekonstruiert werden. Das, was argumentativ eingebracht wird und das, was auch noch unterhalb dieser Ebene als Botschaft gesagt wird, muss in seinem inneren Zusammenhang erschlossen werden. Erst vor diesem Hintergrund ist das Relevanzsystem erkennbar. Im Rahmen der empirischen Untersuchung, die die Grundlage für das Interventionsinstrument bildet, wurden auch Experteninterviews geführt. Den Interviewteilnehmern auf der Ebene der Pflegedirektion und Pflegedienstleitung wurde eine Übersicht über mögliche Themenkomplexe in die Hand gegeben mit der Bitte, zu entscheiden, ob sie sich daran orientieren wollten oder nicht. In den meisten Fällen wurden eigene Wege der Beschreibung vor dem Hintergrund der

Themenkomplexe gegangen. Die Relevanzsysteme waren erschließbar. Für die Stationsleitungen, die sich für Einzelinterviews zur Verfügung gestellt hatten, wurde das Prinzip der offenen Eingangsfrage mit einer ebenfalls offenen Gesprächsstruktur und Fragehaltung des Forschenden kombiniert, die dem Interviewpartner einen größtmöglichen Raum der Entfaltung bei thematischer Fokussierung eröffnete. Auch dieser Weg erwies sich im Hinblick auf die Rekonstruktion von immanenten Relevanzstrukturen als gangbar.

2.2.5. Die Methode der rekonstruktiven hermeneutischen Textanalyse

Die Methode der rekonstruktiven hermeneutischen Textanalyse wurde von Birgit Panke-Kochinke im Rahmen ihrer langjährigen Erfahrungen in der qualitativen Sozial- und Pflegeforschung entwickelt und mehrfach erprobt. Eine entsprechende Veröffentlichung liegt vor (Panke-Kochinke, 2004). Diese Methode beruht im Wesentlichen auf Prinzipien der kritischen rekonstruktiven sozialwissenschaftlichen Verfahren der Textanalyse (Ralf Bohnsack, 2003). Es handelt sich um ein Verfahren, das eingesetzt werden kann, um Texte – in diesem Fall Interviews und Gruppendiskussionen – auf ihren expliziten und impliziten Sinngehalt hin zu erschließen. In der Form der Theoriebildung orientiert sie sich an dem offenen Verfahren der Grounded Theory (Strauss, 1994), bemüht sich allerdings um ein weniger aufwändiges Verfahren der Theoriesättigung. Angesiedelt ist dieses methodische Verfahren im Rahmen des interpretativen Programms des Symbolischen Interaktionismus, d. h. in ihrem Mittelpunkt steht die Analyse kommunikativer Prozesse. Sie ist geeignet, um disparates Textmaterial, das während des Forschungsprozesses selbst produziert wurde (z. B. Interviews, Protokolle, Gruppendiskussionen) oder bereits vorlag (Quellentexte) einer immanenten Analyse zu unterziehen, zu erfassen, über was in diesen Texten eigentlich gesprochen wird (Diskursanalyse, Deutungsmusteranalyse) und unterschwellig gemeint ist (Tiefenhermeneutik). Sie ist möglich im Rahmen einer Fallrekonstruktion resp. Fallstudie (Prinzip der Exemplarik). Eine Kombination mit stärker heuristisch ausgerichteten Methodenansätzen (z. B. Kleining, 1995, Mayring, 2003) ist möglich. Die Erschließung des verborgenen Sinngehaltes (Tiefenhermeneutik), ihrer impliziten Struktur also, verbleibt in diesem Verfahren auf der Ebene der Rekonstruktion von Bruchstellen im

Text und der Erfassung von Symbolen, die als Einstiegsluken in ein erweitertes Textverständnis fungieren. Tiefenhermeneutische Verfahren der Interpretation werden also nur begrenzt eingesetzt (König, 1997). Es wird grundsätzlich in der Textanalyse eine parallele Auswertung beider Textebenen (explizit und implizit) vorgenommen. In der Erfassung von einzelnen Sequenzen im Text, die einer genaueren Interpretation bedürfen, weil sich ihr Sinngehalt nur schwer erschließt, orientiert sie sich an methodischen Vorgaben der objektiven Hermeneutik (Oevermann, 1979) und bemüht sich um eine praktikable Umsetzung dieses aufwendigen Verfahrens der hermeneutischen Textanalyse. Generell sind die Standards zu beachten, die einen Forschungsprozess kennzeichnen. Voraussetzung ist jeweils, dass der gesamte Text der Gruppendiskussionen respektive der Interviews vollständig transkribiert wurde. Ziel ist es, Kategorien des Vergleichs zu bilden, die sich aus den Texten herleiten lassen. Die innere Struktur der Texte soll auf diesem Wege erfasst werden.

1. Kategorienbildung expliziter Sinngehalt:
- *Schritt 1:* Paraphrasierung: Jeder der vorliegenden Texte wird durch Paraphrasierung reduziert. Es werden keine neuen Begriffe eingeführt. Immanente Kategorien werden erfasst.
- *Schritt 2: Die Erstellung einer Inhaltsangabe*: Auf der Grundlage der paraphrasierten Texte wird eine Inhaltsangabe erstellt. Sie ordnet den Text neu, indem sie ihn den immanenten Kategorien folgend, sortiert. Für jeden der vorliegenden Texte wird eine Inhaltsangabe erstellt.
- *Schritt 3: Der Vergleich der Inhaltsangaben.* Auf der Grundlage der einzelnen Inhaltsangaben werden Kategorien des Vergleichs gebildet. Diese werden in einer tabellarischen Übersicht festgehalten.

2. Kategorienbildung impliziter Sinngehalt:
- *Schritt 1: Sequenzanalyse*: Die Sequenzen der Texte werden in den Blick genommen, die sich über Brüche, Irritationen, Verwerfungen, sprachlicher und auch grammatischer Art als eigenständiger Teil des gesamten Textes aussortieren und abgrenzen lassen. Sie werden, angelehnt an das Verfahren der Objektiven Hermeneutik, ausgewertet. Ziel ist es ebenfalls, immanente Kategorien des Vergleiches zu bilden. Auch diese werden in einer tabellarischen Übersicht festgehalten.

Für die vorliegende empirische Untersuchung wurde in Bezug auf die Analyse der unbewussten Inhaltsstrukturen ein ergänzender Schritt der intersubjektiven Überprüfung des vorliegenden Materials eingefügt. Das erwies sich als notwendig, um das Risiko möglicher Fehlinterpretationen in diesem hochsensiblen und wichtigen Bereich der Analyse zu minimieren. Das empirische Material (Interviews und Gruppendiskussionen) wurde einer Psychotherapeutin und Ärztin mit einer langjährigen klinischen und therapeutischen Erfahrung vorgelegt. Sie wurde aufgefordert, ihre analytisch geschulte Wahrnehmung als methodisches Instrumentarium auf die Analyse und Interpretation des empirischen Materials anzuwenden. Damit konnte eine intersubjektive Kontrolle in der Rekonstruktion der unbewussten Anteile der Gesprächspartner erreicht werden. Da sie die vorab gewonnenen Ergebnis nicht kannte, ließ sich in einem Vergleich der Ergebnisse der subjektive Faktor, der ja in der qualitativen Forschung auch ein Erkenntnisinstrument ist, bedingt kontrollieren durch die Konfrontation einer tiefenanalytischen und einer tiefenhermeneutischen Methode der Analyse.

3. Der Gewaltbegriff

Zwischen dem, was Pflegende unter Gewalt in ihrem beruflichen Handeln verstehen und (Kapitel 3.1.) dem, was in der Literatur unter Gewalt verstanden wird, vermittelt der Begriff der Angst (Kapitel 3.2.). Eine analytische Arbeitsdefinition (Kapitel 3.3.) ermöglicht eine Interpretation der Ergebnisse.

3.1. Kurzfassung der Ergebnisse

Gewalt im beruflichen pflegerischen Handlungszusammenhang wird folgendermaßen definiert: Gewalt ist dem immanenten pflegerischen Blick nach im Prinzip nur das, was gegen die Persönlichkeit eines Pflegenden gerichtet ist. Alles das, was sich gegen die berufliche Identität eines Pflegenden von Seiten eines kranken Patienten richtet und nichts mit der eigenen Persönlichkeit zu tun hat, ist keine Gewalt. Das ist ein Anspruch, der mit der Realität nicht deckungsgleich ist. In dem Ausloten der Grenzen der Gewalt deuten sich Probleme im Umgang mit diesem Anspruch an. Der Faktor *kontrolliert handeln bei unkontrollierten Aktionen des Gegenübers* ist auf der Seite der Pflegenden Ansatzpunkt einer Lösung und Problem zugleich. Über das, was einerseits tabuisiert wird – nämlich dass man als Pflegender Angst vor Gewalt hat – und das, was dann auf der Seite der Patienten und bedingt auch Angehörigen zugelassen wird – nämlich, dass diese Angst haben und das über Aggression in Gewaltaktionen auf den Pflegenden verschieben können, lässt sich innerpsychisch ein Mechanismus der Übertragung vermuten, der konsekutiv ist für ein Verständnis von Gewalt. Angst ist der Kern eines Gewaltbegriffes in der pflegerischen Handlungssituation.

Drei zentrale Ergebnisse lassen sich festhalten, die diesen immanenten pflegerischen Gewaltbegriff ausdifferenzieren:

1. *Eine körperliche und/oder verbale Attacke*, die von einem bewusstseinsgestörten oder/und durch sein Krankheitsbild aggressiv gewordenen Pa-

tienten ausgeht, ist dementsprechend nicht als Gewalt zu bezeichnen, weil sie sich nicht bewusst und/oder auf die Persönlichkeit der Pflegenden richtet. Diese *Attacken* sind entschuldbar, ein Berufsrisiko und treffen nicht den Kern der Persönlichkeit, die hinter der beruflichen Identität der Pflegenden steht. Das trifft bedingt auch auf die Angehörigen zu, entschuldigt aber nicht deren Verhalten. Wenn demgegenüber Patienten, Angehörige, Kollegen und Ärzte im Vollbesitz ihrer geistigen Kräfte körperliche und/oder verbale Attacken gegen Pflegende ausführen, ein „Terrorregime" errichten, ist das immer als Gewalt zu bezeichnen. Es handelt sich um eine als *unkontrolliert* oder *bösartig* beschriebene Aktion, die nicht entschuldbar ist. Auch das ist ein Anspruch, der sich an der Grenze der *subtilen Gewalt* bricht, die als eine Form der Herrschaft und des Terrorregimes empfunden wird. Das verbindet Patientengewalt und die Gewalt von Kollegen.

2. *Seelische Gewalt* ist die Gewalt, die Angst macht, sei es durch eine vorangegangene reale Situation von körperlicher Attacke und/oder sei es durch Drohungen, die ausgesprochen wurden. Sie wird als durch die Persönlichkeitsstruktur der Pflegenden mitbedingt verstanden, die sich ihrer nicht sicher ist und daher für den Beruf nicht geeignet erscheint. Sie kennzeichnet einen Übergangsbereich zwischen beruflicher und persönlicher Identität resp. Identitätsverlustes und wird weitgehend tabuisiert.

3. *Sexuelle Belästigung* kennzeichnet eine andere Seite der Grenze zwischen beruflicher und persönlicher Geschlechts/Identität, die demgegenüber offen angesprochen wird und als Übergriff von Patientenseite mit einer eindeutigen Grenze belegt werden kann. Sie verschiebt das sensible Feld tabuisierter seelischer Gewalt auf eine diskutierbare Ebene der gesellschaftlich anerkannten Grenzziehung.

4. Pflegende können im Rahmen der Gegen/Übertragung eine durchaus legitimierbare Form der körperlichen und seelischen Gewalt ausüben. Sie wählen andere Worte und führen ihre Aktionen in ihrem eigenen Berufsverständnis verantwortlich, geordnet und berufsimmanent begründet durch. Sie sind in ihrer Wortwahl dabei *höflich, bestimmt* und *zugewandt*. Sie behalten die *Oberhand*, haben die Macht und sind in ihrem Selbstbild die besseren Menschen, weil sie den Kranken vor sich selbst schützen, ihn zu einem neuen Menschen machen können und ihm erzie-

herisch grundlegende Verhaltensformen beibringen. Der Begriff der Verantwortung in der Fürsorge für andere ist im Blick der Pflegenden selbst das einzig legitime Mittel, um Gewalt begründet einsetzen zu können oder im interaktiven Prozess eine solche Gewalt auf der Seite des Patienten/Klienten bewusst in Kauf zu nehmen.

3.2. Der immanente Begriff von Gewalt

Wenn man sich mit der Frage beschäftigt, welche Maßnahmen sich ergreifen lassen, um Gewalt gegen Pflegende zu minimieren, dann muss man sich auch Klarheit darüber verschaffen, was die (potentiell) Betroffenen eigentlich unter diesem Begriff verstehen. Das ist eine erste Voraussetzung, um überhaupt zu verstehen, worüber sie sprechen, wenn sie diesen Begriff benutzen. Ein zentrales Problem bereits vorliegender Studien zu diesem Themenkomplex besteht darin, dass ein – je nach Studie zudem differierendes – Verständnis von Gewalt von außen an den Gegenstand der Untersuchung als Maßstab angelegt wird (Richter: 2005). Das, was anhand von Parametern resp. Merkmalen scheinbar objektiv erfasst werden soll, korrespondiert nur selten mit dem, was die im Mittelpunkt der Untersuchungen stehenden Pflegenden subjektiv darunter verstehen. Missverständnisse sind vorprogrammiert und durchziehen auch die Palette der jeweiligen Maßnahmenbündel, die präventiv eingesetzt werden, um das zu reduzieren oder zu minimieren, was die Forschenden unter Gewalt verstehen.

Wie also definieren Pflegende und ihre Leitungen den Begriff der Gewalt und welche zentralen Ergebnisse lassen sich festhalten?

- Eine zentrale Bezugsgröße für ein berufliches Selbstverständnis von Gewalt ist der geistige und körperliche Zustand des Gegenübers. Handelt es sich um einen Patienten/Klienten, der ein entsprechend eindeutiges Krankheitsbild hat (z. B. Demenz, Psychose etc.), dann ist das, was er dem Pflegenden an körperlichen und verbalen *Attacken* zufügt keine Gewalt im üblichen Sinne, weil es nicht persönlich gegen den Pflegenden gerichtet ist, sondern eben diesem Krankheitsbild entspricht (*Schlagen ist mehr ein Ausholen*). Das hat zunächst einmal nichts damit zu tun, ob man sich dadurch persönlich getroffen fühlt oder nicht. In den Erklärungsmustern für körperliche (z. B. Schlagen, Beißen, Treten, Kratzen, Anspucken) und verbale Attacken (z. B. Beschimpfungen, Drohungen, Verhaltensmaßregelungen, die als zwanghaft erscheinen, das *Ausgespieltwerden*) auf der Seite des eindeutig als krankheitsbedingt definierten Verhaltens des Patienten/Klienten, ist eine Fülle von pflegespezifischem Wissen auf der Grundlage medizinisch-psychologisch-sozialer Wirkmechanismen zu erkennen. Berufliches Fachwissen bildet einerseits in der jeweiligen Spezialisierung eine tragfähige Grundlage, um einen professionellen Umgang mit dieser Form von *Attacken* zu begegnen. Das spiegelt sich auch auf der Ebene der Strategien bedingt wieder. Vor allem handelt es sich um die Fähigkeit, im Vorfeld einer entsprechenden *Attacke* zu erkennen, dass sie und wie sie aussehen könnte und entsprechende Maßnahmen zu ergreifen. Andererseits wird die körperliche Verletzung als äußere, heilbare, nicht das Innere berührende beschrieben. Sie wird als Ausdruck eines berufsspezifischen Risikos bezeichnet.

- Von dieser Form der weitgehend vorhersehbaren, weil krankheitsbedingt einschätzbaren körperlichen *Attacke*, die als *kleine Gewaltaktion* bezeichnet werden, wird eine Form der *großen Gewaltaktion* unterschieden. Es handelt sich dabei um einen zumeist unvorhersehbaren Angriff auf die Pflegenden, dem er hilflos gegenübersteht, weil ihr professionelles Wissen und Können außer Kraft gesetzt wird. Faustschläge ins Gesicht, Verletzungen durch Glasflaschen und Messer gehören ebenso dazu, wie die Einkesselung eines Pflegenden in einen Raum/Ort, von dem er nicht fliehen kann. Das ist eine Form der Gewalt gegen die man sich im Vorfeld nicht wehren kann und die körperliche und seelische Folgen nach sich zieht. Sie wird als äußerst selten bezeichnet und zum Berufsrisiko erklärt.

- Einerseits ist Gewalt das, *was jemand persönlich gegen einen will. Es hat mehr mit bewusst zu tun.* Wenn also ein Kollege und/oder Arzt, ein Angehöriger oder auch ein Patient, der erkennbar keine Bewusstseinsstörung hat und auch nicht erklärbar aggressiv ist, weil er krank ist, eine körperliche oder verbale *Attacke* gegen einen Pflegenden richtet und diesen auch als individuelle Persönlichkeit meint, dann wird das als Gewalt bezeichnet. Pflegende bezeichnen in diesem Zusammenhang z. B. Ärzte und Angehörige als unprofessionell, weil sie unkontrolliert und damit unkontrollierbar sind. Es wird darauf verwiesen, dass manche Pflegende mehr als andere von diesen körperlichen und/oder verbalen *Attacken* getroffen werden. Ein impliziter Vorwurf/ Erklärungsmuster ist damit verbunden, der auf die individuelle Unfähigkeit eines beruflich Pflegenden zielt.

- Andererseits ist Gewalt alles das, was der Patient/Klient und alle anderen am Pflegeprozess Beteiligten aus mangelndem Respekt vor den persönlichen Eigenschaften des anderen einander an körperlichen und seelischen Verletzungen zufügen. *Es nicht persönlich nehmen zu dürfen* (Anspruch) und *es trotzdem persönlich zu nehmen* (Realität), wird als ungelöstes Problem gesehen.
- Eine Differenzierung zwischen den Begriffen Gewalt und Aggression wird vorgenommen. Was unter Gewalt im beruflichen Kontext verstanden wird, ist in seinen Grundzügen vergleichsweise einheitlich. Das, was unter Aggression verstanden wird, ist vergleichsweise uneinheitlich[3].

---

[3] Hilgen konstatiert in ihrer Staatsexamensarbeit bezüglich der Definitionen Folgendes:
1. Aggression: „Der universelle Gebrauch des Begriffs Aggression beinhaltet einen breiten Bedeutungsumfang und ist reich an verschiedenartigen Konnotationen. Aggression wird sowohl für die Bezeichnung von Gefühlen verwendet als auch für Verhaltensweisen. Überwiegend ist eine eher negative Bedeutung durch die Gleichsetzung mit Normabweichung und Unangemessenheit in der Literatur festzustellen. Der wertende und normative Aspekt spiegelt sich in der Tatsache wieder, dass der Begriff Aggression häufig für andere benutzt wird, jedoch selten für sich selbst. .Die dargestellten Definitionen von Aggression verdeutlichen die breit gefächerte Klaviatur der Gefühle und Handlungen, die mit dem Begriff in Zusammenhang gebracht werden." (Hilgen, 2005, 7).
2. Aggressivität: „Aggressivität scheint sich auf aktives und schädliches Handeln zu beziehen, wobei Aggression auch eine schöpferische und konstruktive Gestalt einnehmen kann, ... Ebenfalls wird verdeutlicht, dass Aggressivität auch als Symptom von Erkrankungen auftreten kann. .... Aggressivität kann weiterhin als eine bestimmte Grundhaltung gesehen werden, die den Menschen veranlasst entsprechend aggressiv zu handeln." (Hilgen, 2005, 10).
3. Gewalt: „Das Bedeutungsfeld des Gewaltbegriffs hat sich im Laufe der Zeit verändert sowie der Begriff selbst einen großen Überschneidungsgrad zu ähnlichen Begrifflichkeiten wie z. B. Aggression und Macht aufweist." (Hilgen, 2005, 11). Hilgen differenziert entsprechend der Literaturanalyse zwischen direkter Gewalt (physische und psychische Gewalt, finanzielle Ausnutzung, die Einschränkung

- Während der Begriff der Gewalt eindimensional die Zielrichtung und Form kennzeichnet, in der ein körperlicher oder seelischer Angriff erfolgt, wird der Begriff der Aggression genutzt, um komplexe Entstehungsmuster und Verschiebungsprozesse von Gewalt in den Blick zu nehmen.

- Vor dem Hintergrund eines vergleichsweise eindeutigen beruflichen Gewaltbegriffes werden trotzdem die Begriffe Gewalt und Aggression in einer umgangssprachlich verständlichen und inhaltlich anders besetzten Form genutzt, um zu beschreiben, was den Pflegenden von Seiten der Patienten/Klienten angetan wird. Das geschieht immer dann, wenn es um die Differenzierung von Gewalt in psychische und physische resp. direkte und indirekte und von Aggression in verbale und *richtige* o. Ä. geht. An dieser Grenze verwischen sich berufsspezifische und alltagstaugliche Definitionen. Das mag auch Indikator dafür sein, dass die im Sinne einer professionellen Pflege geäußerte Differenz von Patientengewalt und -aggressivität als krankheitserklärbares Verhaltensmuster im konkreten situativen Erleben weniger trägt als gewünscht.

- Aggression ist zum einen *eine Aggression, die der Patient gegen sich selbst hat.* Sie wird an einem beliebigen Gegenüber, das gerade da ist, ausgetragen. Aggression stellt also auf der Patientenseite eine Art Autoaggression dar, die er an jemand anderem ablässt. Sie zeigt sich zumeist in verbalen Attacken. Wenn das Gegenüber der Pflegende ist, dann fühlt man sich dem zwar „ausgesetzt", kann aber professionell damit umgehen. In diesem Moment greift ein Verständnis von krankheitsbedingter Aggressivität des Patienten/Klienten, die erneut nicht gegen die Persönlichkeit des Pflegenden gerichtet ist, sondern *gegen das eigene Schicksal,* gegen *die eigene Erkrankung.* Aggression ist zum andern aber auch eine Form des *Terrorregimes* als Herrschaftsmechanismus und hat nur bedingt mit dem Patienten als krankem Menschen zu tun. Der Patient ist

---

des freien Willens, Formen der passiven und aktiven Vernachlässigung sowie „Formen der gezielten Verletzung oder Schädigung bzw. Schmerzzufügung" [29]), struktureller Gewalt entsprechend dem weit gefassten Begriff von Gewalt nach Galtung (32f) und kultureller Gewalt nach Galtung („jene Aspekte von Kultur, die die dazu benutzt werden können, direkte oder strukturelle Gewalt zu rechtfertigen oder zu legitimieren." [Galtung 1993, zit. nach Hilgen 2005, 34]).

aggressiv und spielt die Pflegenden gegeneinander aus (*Spinnennetz*), weil er eine aggressive Persönlichkeit ist und/oder selbst unter einer Gewaltsituation leidet. Diese Form der Aggression trifft die eigene Persönlichkeit, weil sie den Zusammenhalt und Schutz des Teams infrage stellt. Entsprechendes kann auch für Ärzte u. a. Kollegen gelten.

- Als Gewalt im Verhältnis von Pflegenden untereinander wird die Anklage einer *gefährlichen Pflege* bezeichnet. Das wird als rufschädigender und persönlicher Angriff zugleich bezeichnet. Sie wird nicht innerhalb der eigenen Institution, sondern immer in der Überleitung von Patienten in andere Institutionen (z. B. Krankenhaus – Altenheim) festgemacht. Sie gründet auch auf einer berufsspezifischen Auslegung des Begriffes Fürsorge in Bezug auf Gewalt, welche die Grundlage für eine *gute Pflege* liefert. Pflegerische Fürsorge im Sinne einer garantierten *guten Pflege* legitimiert Gewalt gegen den Patienten/Klienten dann, wenn diese *gute Pflege* gefährdet ist (z. B. Dekubitusprophylaxe, Sturzprophylaxe).

- Als eine Grenze zur Gewalt und damit als Grenze zwischen beruflicher und persönlicher Identität der Pflegenden wird die Bedrohung bezeichnet. Sie gründet auf Angst. Sie öffnet das Tor zur seelischen Gewalt. Eine andere Grenze besteht in dem Versuch des Patienten, die Regeln der beruflichen Distanz gegen den Willen der Pflegenden zu durchbrechen und sich ihm als Mensch in aufdringlich empfundener Form zu nähern (*durchdringlich werden*). Der Patient kommt dem Pflegenden zu nahe. Das kann auch als Ausdruck eines typischen Pflegephänomens bezeichnet werden, das sich in der Form eines Helfersyndroms zeigt. Die Pflegenden, die diese Grenzen häufig überschreiten, sind – so die interne Meinung – anfälliger für Burnout und verlassen den Beruf.

- Der Begriff der seelischen Gewalt wird immer dann verwendet, wenn es darum geht, einen Bereich zwischen distanziert und professionell handelnder und persönlich betroffener Pflegender zu markieren, der gefährlich ist. Sie zeigt die Demarkationslinie an der Grenze zwischen einem berufsspezifischen professionellen und einem unprofessionellen Umgang mit Gewalt. Der seelischen Gewalt korrespondiert die Angst, die durch reale und antizipierte Bedrohungen körperlicher und verbaler Art entsteht. Dieser Begriff wird auf der Leitungsebene thematisiert und hat in jedem Fall etwas damit zu tun, dass die Distanz des professionellen

Handelns durch eine Form der *Attacken* durchbrochen wird, die nachhaltige Folgen haben kann. Das ist der eigentliche Tabubereich der Gewalt. Er wird nur selten und äußerst vorsichtig angesprochen. Darüber ergeben sich in der Gruppendiskussion keine Diskurse. Einzelne Verweise auf das Problem der seelischen Gewalt sind auszumachen, wenn es um das Thema Bedrohung, Alleinsein (z. B. in der Nachtwache) oder *Sich-in-die-Ecke-gedrängt-fühlens* geht. Angst zu haben ist im Selbstverständnis der beruflich Pflegenden eine Form der Unprofessionalität, die es zu verheimlichen, zu leugnen oder zu bekämpfen gilt. Letztendlich sind Menschen, die damit nicht fertig werden auch – im Blick der Pflegenden selbst – nicht geeignet, um in der Pflege zu arbeiten. Auch diese Menschen werden als Menschen bezeichnet, die ein Helfersyndrom haben oder einfach nicht die Persönlichkeit besitzen, die ein beruflich Pflegender braucht. Auch sie werden der großen Gruppe der *Berufsabbrecher* mit Burnout Syndrom zugeordnet.

- Sexuelle Belästigung ist eine Form der Gewalt, die thematisiert werden kann, obwohl sie im Zwischenfeld von professioneller Distanz und persönlich empfundener Nähe angesiedelt ist. Sie wird aus dem Blick von Frauen auf ihre eigene Person aber auch die Person des Pflegers als Mann wahrgenommen. Das Sich-Wehren gegen eine solche sexuelle Belästigung wird eindeutig als Menschenrecht verstanden. Es ist in diesem Kontext nicht zentral, ob diese Form der Gewalt von einem krankheitsbedingten Zustand der Bewusstseinsminderung ausgelöst wird. Die Persönlichkeit wird als angegriffen empfunden. Klare Grenzen werden gezogen. Auch in diesem Fall wird allerdings darauf verwiesen, dass manche Frauen/ Männer eher sexuell belästigt werden als andere. Ein impliziter Vorwurf ist damit verbunden, der auf das persönliche Fehlverhalten einer Frau/ eines Mannes zielt.

- Das Geschlecht des Pflegenden bestimmt auch seine Einschätzung und seinen Blick darauf, wer welche Form von Gewalt praktiziert und wie Menschen damit zurecht kommen. Das Geschlecht der Pflegenden bestimmt auch die Auswahl geschlechtsspezifischer Strategien im Umgang mit Gewalt, die un/bewusst eingesetzt werden können. Der eine empfindet und beschreibt sie als sexuelle Belästigung; der andere sieht darin eine Form des *Um-den-Finger-Wickelns*.

3.3. Angst und Gewalt

Richter ((Richter: 2005) und Hilgen (Hilgen: 2005) stellen übereinstimmend fest, dass es fast unmöglich ist, die verschiedenen Untersuchungen zum Thema *Gewalt in der Pflege* miteinander zu vergleichen und sinnvolle Schlussfolgerungen in Bezug auf präventive Maßnahmen zu formulieren. Das hängt mit der Uneinheitlichkeit der Definitionen von Gewalt zusammen. Besonders problematisch wird es, wenn es um die Abgrenzung der Begriffe Gewalt und Aggression geht. Es erscheint unter dieser Vorgabe nicht sinnvoll, diesen Verwicklungen erneut nachzuspüren. Demgegenüber erscheint es sinnvoller, sich einem Begriff zuzuwenden, der in einem konstitutiven Zusammenhang zum Thema *Gewalt gegen Pflegende* steht: die Angst. Folgende Thesen lassen sich formulieren, die auf einen Zusammenhang von pflegespezifischer und gesellschaftlicher Definition von Gewalt in Bezug auf die Angst hindeuten können.

- Der Kern der Gewalt ist die Angst. Angst signalisiert ein entfremdetes Ungleichgewicht im Innern. Sie kann in Wut transformiert werden und Aggressivität erzeugen und Aggressivität kann sich gewaltsam im und am Gegenüber entladen. Ein ängstlicher und aggressiver Patient wird in der Literatur als ein *gefährlicher Patient* bezeichnet. Je sinnfremder die Beziehung zwischen Gewalt und Angst ist, desto weniger man hier also kommunizieren kann, desto *gefährlicher* ist die Situation also, wenn man weiterhin vernunftorientiert denkt und handelt. Das hermeneutische Fallverstehen ermöglicht einen Zugang zu diesen Sinnwelten. Die Gegen/Übertragung ist dann der Wirkungsmechanismus, der die Gewaltbereitschaft des Pflegenden unbewusst erhält und die Angst minimieren hilft.
- Die Gesellschaft verschiebt die Angst über eine seiner möglichen Ausdrucksformen, die Gewalt, auf die Ebene der diskutierbaren Abgrenzung. Sie versucht so, der individuellen und kollektiven Bedrohung im Angesicht un/bewusster Ängste einen schlagkräftigen Ausdruck/Raum zu geben. Die individuell erfahrbare neurotische Schieflage, die sich in Angst manifestiert und kollektiv akzeptabel verdrängt, projiziert, isoliert und

über die Sublimierung verhandelbar wird, erzeugt eine Form der Gewalt, die legitimierbar und im Außen erkennbar ist. Die Ausweitung des Gewaltbegriffs auf alle nur möglichen und denkbaren Elemente kommunikativer und leiblich-körperlicher Schieflagen destruiert dabei die eigene Konstruktion der Abgrenzung des Unerträglichen. Das Diskursphänomen *Gewalt* verdeckt so in un/gelingender Weise die Angst, verschiebt sie in den Bereich des Pathologischen und erfasst dabei ihre triebtheoretische Modifikation. Derjenige, der gewalttätig wird, verschiebt seine Angst in den Zwischenraum der Erfahrung des Andern. So hat er dann Grund, Angst zu haben.

- Wie ist das dann aber mit jemandem, dem die Gesellschaft per definitionem eine Unzurechnungsfähigkeit bescheinigt oder ihn doch zumindest der persönlichen Verantwortung für sein Tun enthebt? Krankheit ist zunächst einmal Ausdruck einer sich körperlich manifestierenden Disfunktion. Krankheit kann Angst erzeugen oder ist durch Angst ausgelöst. Krankheit ist ein integraler Bestandteil des menschlichen Lebens. Ein psychisch kranker und physisch geschädigter Mensch hat in gewisser Weise sogar das Recht, gewalttätig zu werden, weil er krank ist. Man erwartet es sogar von ihm, zumindest bereiten sich alle darauf vor. Die Verwirrung im Kopf legitimiert also die Gewalt gegen den andern, weil der Verwirrte ja nicht weiß, dass und warum er Gewalt ausübt.

- Folgendes Legitimationspotential steckt dann in dem, was als Gewalttätigkeit dem Patienten/Klienten aus pflegerischer Sicht angetan werden kann. Es korrespondiert bedingt mit dem positiv besetzten politischen Begriff von Gewalt im Sinne einer *Ermächtigung* Verantwortlicher zum Wohle der Bürger eines Staates. Ein Mensch, der in der Pflege arbeitet, ist in diesem Denkmodell gewalttätig, weil er es per definitionem in seinem Beruf sein muss, wenn er pflegerisch verantwortlich handeln will. Er tut sich damit auch selbst Gewalt an und er hat Angst vor den Konsequenzen, die ihm seine Erziehung mitgegeben hat. Es ist nicht schwer, gedanklich den Schritt in die Erlösung des Todes zu gehen und Sterben zu erleichtern, wenn man erst einmal gezwungen wurde, einem hilflosen Menschen z. B. bei den Ausscheidungen zu helfen. Überwache ich erst einmal, wann und wie ein Mensch trinken, essen und sich seiner Ausscheidungen entledigen kann, dann überwache ich letztendlich damit auch die Funktionsweise seines Körpers und seines Geistes. Vertrauen und Macht mutieren fast selbstverständlich in Missbrauch und Gewalt, nicht weil die Beteiligten es so wollen, sondern weil es in der Beziehung selbst als Problem über die Erziehung angelegt ist. Man regt sich vermutlich darüber auf, weil man auf diesem Wege dem Problem entgeht, sich generell damit zu beschäftigen, was es heißt, dass da, wo der körperliche Bezug ein konsekutiver Bestandteil einer Beziehung ist, genau das virulent ist, was dort keinen Platz haben kann, weil sie es nicht haben soll: die Gewalt. So würde sich hier also allenfalls eine durchaus typische Verschiebung des Problems zeigen, das letztendlich Relevanz nur deshalb gewinnt, weil sie ablenkt von dem, was dahinter steht: der engen Verbindung von Gewalt und Liebe, von Distanz und Nähe und zugleich deren unüberbrückbare Kluft – ein Widerspruch, der menschliche Bezüge in dieser Gesellschaft konstituiert.

• Wenn Angst die Grundlage der Gewalt ist bzw. sich die Angst über die Gewalt in das Außen verschieben kann, dann steckt in dieser Angst auch der Schlüssel für die Minimierung von Gewalt. Auch dafür findet sich in der Literatur auf der Ebene theoretischer Erklärungsmodelle bereits ein Ansatzpunkt: Gewalt hat zu tun mit einem entfremdeten, verschobenen Verhältnis zwischen Ursache und Wirkung. Setzt man einmal voraus, dass es kaum möglich ist, diese Form der Angst zu rationalisieren und setzt man des weiteren voraus, dass die Struktur der pflegerischen Berufe auch das Element der körperlichen Berührung nicht eliminieren kann, dann kann man allenfalls versuchen, diese Konditionierung zwischen Angst und Gewalt zu durchbrechen. Das kann einmal in Richtung auf Selbstverletzung und Depression gehen, ein für Frauen eher typischer Mechanismus, das kann durch den Einsatz von Medikamenten und/oder technischen Hilfsmitteln geschehen und das kann auch geschehen, wenn man in der Rekonstruktion des Tatherganges die Persönlichkeitsstrukturen und die Rahmenbedingungen miteinander in Beziehung setzen kann. Das eigentlich meint „Verstehen" ohne die moralische Konnotation, die dieses Wort häufig in der Umgangssprache bekommt. Verstehe ich in diesem Sinne, was genau passiert ist, wird zumindest die Handlungslogik erschließbar, wenngleich der Mechanismus damit noch nicht durchbrochen ist, v. a. dann nicht, wenn mein Gegenüber einer ganz anderen

Handlungslogik folgt, Nicht zufällig führen Pflegende immer wieder den Begriff des *Fachwissens* an, wenn sie darauf verweisen, was hilfreich sein kann, um mit diesen Situationen besser zurecht zu kommen. Es handelt sich um genau diese Kombination von Verstehen und Erfahrung, die übersetzt in der Kreativität der Handlungssituation Ansatzpunkte der Veränderung bietet.

3.4. Die analytische Arbeitsdefinition

Die von Nunner-Winkler vorgeschlagene analytische Arbeitsdefinition von Gewalt ist geeignet, um die immanente Definition von Gewalt, die gegen Pflegende gerichtet ist, vor dem Hintergrund des Gewaltbegriffes, wie er in der Literatur formuliert wird, bewerten zu können.

„Physische Gewalt ist monologisch; sie schaukelt sich leicht in einer Gewaltspirale auf und kann irreversible Schädigungen zufügen; es ist aber möglich, sie zu unterlassen. Im Gegensatz dazu ist psychische Gewalt ein interaktives Geschehen; unter günstigen Bedingungen lassen sich ihre Verletzungen wiedergutmachen; zugleich aber ist es unmöglich, das Risiko, dass Kränkungen (auch versehentlich) zugefügt und erlitten werden, vollständig zu bannen." (Nunner-Winkler, 2004 S. 43).

Nunner-Winkler beschreibt physische Gewalt als monologisch. In diesem monologischen Prinzip liegt ihres Erachtens die Möglichkeit, dass sie auch unterlassen werden kann. Es ist eindeutig erkennbar, von wem diese Form von Gewalt ausgeht und es ist auch erkennbar, dass sie Schädigungen hervorruft, die irreversibel sein können. Der Beruf Pflege schließt im Prinzip diese Form der physischen Gewalt von Seiten der Pflegenden gegenüber den Pflegebedürftigen aus. Eine einzige Form der rechtlichen Legitimierung besteht darin, dass physische Gewalt zum Schutz des Patienten selbst angewendet werden darf. Der Schutz der eigenen Person vor dieser physischen Gewalt des Patienten ist formal nicht gegeben. Er existiert versteckt allenfalls in der Form einer durch das Argument eines als Verteidigung legitimierten Einsatzes von körperlicher Kraft. Unterlassen wird also die physische Gewalt von der Seite der Pflegenden, weil sie nicht erlaubt ist. Legitim ist die Gewalt, die als Schutz des Gewalttätigen selbst begründet werden kann. Aus diesem Grunde ist eine Form der monologischen Gewalt auf der Seite der Pflegenden nicht legitim und existiert formal auch nicht.

Eine weitere Bedingung, die Nunner-Winkler in ihrer analytischen Arbeitsdefinition von Gewalt als wesentlich bezeichnet, kann helfen, die pflegespezifische Sichtweise von Gewalt zu erklären. In Bezug auf die Ursachen von Gewalt gehört für Nunner-Winkler die „Absicht des Täters" notwendig zur Analyse von Gewalt.

> „Nur wenn überhaupt eine Absicht verfolgt wird, liegt soziales Handeln vor, also ein dem gemeinten Sinn nach auf das Verhalten anderer bezogenes und in seinem Ablauf (daran) orientiertes Tun – und nicht bloß ein sinnfremdes Verhalten."

An diesem Punkt differenziert sich der pflegespezifische Begriff von Gewalt aus. Es ist genau die Frage, ob demjenigen, der physische Gewalt ausübt, eine Absicht, also ein Täterverhalten unterstellt werden kann, wenn er krank und nicht *Herr seiner Sinne* ist. Ist also das, was z. B. ein dementiell erkrankter Mensch tut, wenn er physisch gewalttätig wird, *bloß ein sinnfremdes Verhalten* oder liegt dem eine Absicht, ein *sozialer Sinn* zugrunde, der auf das Verhalten des anderen bezogen ist? Diese Frage muss aus pflegerischer Sicht mit einem Jein beantwortet werden. Zum einen ist der dementiell erkrankte Mensch im Augenblick seiner krankheitsbedingten Gewalthandlung nicht *Herr seiner Sinne*. Er handelt sinnfremd, ist in diesem Sinne auch kein Täter, weil er mit seiner Gewalthandlung keine direkte Absicht verbindet. Auf der anderen Seite ist gerade die pflegerische Beziehung zwischen Pflegendem und dementiell erkranktem Patienten gekennzeichnet durch eine Verschiebung der Beziehungsebene, die konstitutiver Bestandteil des Berufes ist. Der Pflegende kann aufgrund seines pflegerischen Wissens erkennen, dass eine Absicht hinter der Gewalthandlung steht, die sich auf ihn als Person bezieht und auch nicht bezieht. Validationstechniken lassen ihn auch über biografische Kenntnisse erfassen, welche Absicht im Moment der Gewalthandlung in diesem monologischen Akt steckt. Er erkennt, dass er zwar Auslöser dafür sein kann, aber auch nicht. Er weiß, dass er in einer Stellvertreterrolle damit umgehen muss, wenn er angegriffen wird und sieht in der Reflexion von Krankheitsbild und Ablaufschema deutlich, dass er als

Individuum nur bedingt gemeint ist. Aus diesem professionalisierten Blickwinkel wird die Absicht des dementiell erkrankten Patienten erkennbar. Sie produziert eine Schieflage im sozialen Handlungsprozess und macht den Pflegenden zum Stellvertreter eines nachvollziehbaren Handelns. Wenn man so will ist in diesem zentralen Bedingungsaspekt von physischer Gewalt, der durch das Krankheitsbild des Gewalt Ausübenden bedingt wird, tatsächlich keine Gewalt erkennbar, obwohl in dem monologischen Vollzug der Ausübung dieser Gewalt eine körperliche Schädigung sichtbar wird. Die Schieflage der pflegerischen Beziehung konstituiert so auch eine Schieflage in dem Umgang mit einer von Seiten des Patienten, der nicht mehr „Herr seiner Sinne" ist ausgeübten monologischen Aktion physischer Gewalt: Gewalt, die als körperliche Gewalt deutlich empfunden und gesehen werden kann – also eine zentrale Konstituante des analytischen Arbeitsbegriffes – verschwindet im Bewusstsein derjenigen, die Empfänger der Gewalt sind. Immanent argumentiert würde die physische Gewalt gar nicht die Person des Pflegenden treffen, weil er in seiner Stellvertreterrolle weiß, dass keine zielgerichtete Absicht besteht. Da er entsprechend diesem nicht vorhandenen Täterprofil kein rechtsfähiges Subjekt vor sich hat und zudem in seiner Rolle als Pflegender die Schutzfunktion per definitionem als Hilfeleistung zum Kern seiner beruflichen Identität gehört, spalten sich dann die berufliche und die persönliche Identität auch so stark voneinander ab, dass in einer Art Übertragungsreaktion die verschobene Zielrichtung der Gewalt des Patienten mit einer ebenfalls verschobenen Empfängerhaltung des Pflegenden korrespondiert. Die eigene Logik der Handlungssituation wird erkennbar: der Patient schlägt nicht den Pflegenden und der Pflegende nimmt auch keine Schläge wahr. Das Schlagen wird zu einem „Ausholen" im Rahmen einer Verkennungssituation für beide.

Es stellt sich dann, wenn man die Problemstruktur dieses Handlungsmusters vor Augen hat, die Frage, wo in diesem Modell einer berufstypischen Distanzierung zweier Personen, die selbstverständlich in einem sozialen Interaktionsprozess stecken, die Verdrängungs- und Verschiebungsmechanik nicht mehr funktioniert. Verständlich wird vor diesem Hintergrund zunächst einmal nur, dass es sich um eine solche handelt. Verständlich wird auch, dass das dann von Pflegenden nicht mehr Gewalt genannt werden kann, denn auch sie haben im Prinzip einen gesellschaftlich anerkannten

Gewaltbegriff im Kopf, der genau auch auf diesen Zusammenhang von Absicht und Täter zielt. Dieser Begriff von physischer Gewalt ist für sie auf das Privatleben, ihre Identität in der *Freizeit* bezogen und auch nur dort wirksam.

Psychische Gewalt ist für Nunner-Winkler zunächst einmal ein interaktives Geschehen. Die monologische Struktur der physischen Gewalt, wie sie von außen erkennbar wird, ist in dieser Form der Gewalt ein Produkt und Prozess der Interaktion zwischen dem, der Gewalt ausübt und dem, der Gewalt empfängt. Psychische Gewalt in Form dieses Interaktionsprozesses ist nun für Pflegende zwar theoretisch auch wahrnehmbar in den Prozessanteilen, die auf Defizite der eigenen Person zielen– das wird ihnen auch von der Gesellschaft permanent vorgespiegelt – in ihrem Bewusstsein jedoch sind sie diejenigen, die Empfänger einer solchen psychischen Gewalt sind. Sich davon betreffen zu lassen, würde als Voraussetzung eine Kränkung und eine Verletzung durch Worte und Handlungen bedeuten, wie sie – so die Position der Pflegenden – eigentlich nur möglich wäre, wenn eine persönliche Berührung vorhanden ist. Diese wäre, so die Argumentation, unprofessionell, weil sie nicht die Person des beruflich Pflegenden sondern die Privatperson treffen würde. Und die wiederum wäre unprofessionell. Wahrgenommen werden kann dann zwar die positive Seite einer als Empathie bezeichneten Arbeitshaltung, abgespalten werden muss aber das, was als Distanz die Überlebensfähigkeit im Umgang mit kranken Menschen bedingt.

Pflegerische Beziehungen sind nun in jedem Fall Interaktionsbeziehungen, so dass die Möglichkeit und Wahrscheinlichkeit psychischer Gewalt gegeben ist. Wenn es nun Kränkungen und Verletzungen auf dieser Ebene der Gewalt für einen Pflegenden gar nicht geben darf, weil er professionell distanziert handelt, dann stellt sich die Frage, wie Pflegende damit umgehen, dass sie diese trotzdem empfinden.

Unter dem Begriff der psychischen Gewalt verstehen Pflegende nun vor allem die so genannten *verbalen Attacken* der Patienten, die sie direkt oder indirekt erreichen. Für die Seite der Patienten, die nicht Herr ihrer Sinne sind, stellt sich die Situation vergleichsweise einfach dar: die Worte der Kränkung und Verletzung haben nichts mit der eigenen Person zu tun. Sie sind an das Alter Ego der beruflich Pflegenden gerichtet und können entsprechend abgespalten werden. Entsprechendes gilt bedingt auch für die

Angehörigen, die zwar *Herr ihrer Sinne* sind, aber unter die Rubrik derjenigen fallen, die mit ihrem Schicksal nicht zurecht kommen. Auch die kennen die Pflegenden nicht eigentlich. Die verletzenden Worte stören allenfalls; sie verletzen nicht. Dieses Prinzip der Unverletzbarkeit durch Worte wird durchbrochen dann, wenn der Begriff seelische Gewalt sich mit der Angst verknüpft und der einzelne Pflegende sich bedroht fühlt. An diesem Punkt einer inneren Berührung wird eine Verletzung auch als Verletzung spürbar. Sie kann zumeist nur *behandelt* werden durch ein Gegengewicht an Sicherheit und dieses Gegengewicht an Sicherheit wird über das Privatleben gefunden (*einen Ausgleich haben*). Zentral wird in diesem Zusammenhang der Begriff einer *versehentlichen* Kränkung in doppelter Bedeutung. Zum einen entsteht eine solche seelische Verletzung dann, wenn es dem Patienten gelingt, ob bewusst oder unbewusst ist in diesem Falle gleichgültig, durch die Außenschale der beruflichen Identität zur persönlichen Identität vorzudringen. Nur dort besteht ein Verletzungsrisiko. Und der Begriff *versehentlich* lässt erkennen, dass es hier um die individuelle Persönlichkeitsstruktur geht. Wenn von Pflegenden immer wieder betont wird, dass trotz aller Theorie jede Situation anders ist und Erfahrung hier zwar schützen kann, aber nicht wie Rezeptbuchwissen anwendbar ist, dann wird diese Erfahrung der unerwarteten Durchdringung zur eigenen Persönlichkeit in verletzender Form beschrieben. Der Persönlichkeitsschutz ist in diesem Moment nicht stark genug oder/ und der seelisch verletzende Angriff erfolgt an einer durchlässigen Stelle, die man selbst nicht kennt oder/ und die man nicht kennen will. Das wird dann als eigene Schwäche interpretiert bzw. das spiegeln dann auch die Berufskollegen als Schwäche, die man verstecken muss. Der Angriff erfolgt also überraschend und kann nicht abgewehrt werden oder/ und er erfolgt in einem Moment der Durchlässigkeit, die durch Stress aber auch durch Freude geprägt ist.

Wird also eine solche *verbale Attacke* als Verletzung empfunden, dann ist das auch für Pflegende ein Indikator für ihre eigene Verletzlichkeit. Sie haben Merkmale, die sie sich im Laufe ihrer Erfahrung bezogen auf ihre eigene Persönlichkeitsstruktur als eine Art Frühwarnsystem aneignen und Rituale, die dem Gegenüber deutlich machen, wo Grenzen liegen. Zudem handeln sie in einer Verschiebung der Reaktion. In der Situation, in der sie einen Angriff als seelische Verletzung wahrnehmen, reagieren sie scheinbar ruhig und gefasst. In einem etwas sichereren Raum erzählen sie die Geschichte ihrer Verletzung in redundanter Form und finden so zu ihrer eigenen Distanz zurück. Im Laufe einer Berufskarriere wird so der Satz: „Der meint mich nicht. Der kann mich gar nicht meinen. Der kennt mich ja gar nicht." zu einem lebbaren Schutzmantel. Funktionieren diese Mechanismen nicht, dann werden die Berührungen immer weniger verdrängbar. Lapidar drücken das die Übriggebliebenen dann damit aus, dass diese Menschen einfach nicht für den Beruf geeignet seien.

Anders verhält es sich mit den Formen der psychischen Gewalt, die im Rahmen der eigenen Institution durch Kollegen, Vorgesetzte und anderes Klinikpersonal ausgeübt werden.

Hier stehen insbesondere die Ärzte im Visier. Sie sind diejenigen, an deren seelische Gewalt als Bedrohung man sich am deutlichsten erinnert. In Bezug auf das eigene Team ist der Erklärungszusammenhang einfach: das Team ist eine der zentralen Schutzinstanzen in einem Arbeitsfeld, das durch Verschiebungen auf der Beziehungsebene gekennzeichnet ist. Die Kollegen sind diejenigen, denen man sich anvertrauen, die man fragen, mit denen man reden kann. Sie hören zu. Sie helfen im Notfall. Aus der kriegerisch-männlichen Perspektive ist es metaphorisch die *Mannschaft*, die zusammenhalten muss, um an *vorderster Front* handlungsfähig zu bleiben.

Wenn dieser Schutz durch Intrigen, Streitigkeiten und durch eine hierarchische Strukturen gekennzeichnet ist, bei der die Stationsleitung als direkter Vorgesetzter einem nicht mehr hilfreich zur Seite steht, sondern selbst hilflos ist und/ oder übermäßig autoritär agiert, dann bricht eine zentrale Schutzmauer zusammen. Verletzungen auf dieser Ebene treffen schwer. Sie sind nicht nur schwer aufzulösen, sondern erfordern oft einen Teamwechsel oder das Warten darauf, dass der Störfaktor nicht mehr da ist. Was für die direkte Teamleitung zutrifft, wird in abgeschwächter Form auch für die höheren Leitungsebenen empfunden. Kränkend ist es dann vor allem, wenn die persönliche und fachliche Kompetenz vor den Augen anderer in einer unkontrolliert erscheinenden *kranken* Form infrage gestellt wird. Dieses Verhalten ist den Pflegenden auf der Patientenseite hinreichend bekannt und muss über den eigenen Schutzpanzer abgeblockt werden. Tut scheinbar Gleiches ein Vorgesetzter, dann entsteht eine deutliche Rollendiffusion, die in dem herrschenden Machtgefüge zudem nicht persönlich adäquat beantwortet werden kann. Es handelt sich um eine Bloßstellung, die als Kränkung irreparabel ist.

In Bezug auf die Ärzte schleicht sich eine dissoziierende Haltung in den Umgang miteinander ein. Einer unterwürfig tradierten Haltung korrespondiert eine misstrauisch abwertende Haltung ihnen gegenüber, wenn es um die Versorgung der Patienten geht. Missachtung und Geringschätzung auf der einen Seite korrespondieren auf der anderen Seite also Hochachtung vor den intellektuellen Fähigkeiten und Neid auf den gesellschaftlichen Status derselben. Wenn nun eine solche Person einem Pflegenden gegenüber psychische Gewalt in Form einer Grenzüberschreitung ausübt – und das ist dann entsprechend dem Vorgesetztenmodell der Fall, wenn dieser *ausfallend* und *unkontrolliert* wird – dann verletzt dieses Verhalten mehr als wenn es in dem bekannten Modell der Hochachtung/ Geringschätzung verbleibt. Immanent wird so argumentiert, dass es noch in Grenzen akzeptabel ist, wenn ein Arzt Pflegende nicht beachtet oder fachlich angreifbare Entscheidungen trifft; nicht mehr akzeptabel ist es jedoch, wenn sich diese Autoritätsperson ebenfalls wie ein Patient oder Angehöriger verhält, der entweder nicht mehr *Herr seiner Sinne* ist oder aggressiv auf das eigene Schicksal reagiert und es an dem Pflegenden ablässt. Das ist etwas, was im Rahmen der beruflichen Identität nur Patienten und bedingt Angehörige dürfen. Die einen sind krank und die andern handeln begründet aggressiv, weil sie überfordert sind. Da der berufliche Ethos der Pflegenden es verlangt, immer ruhig und sachlich, höflich und ausgeglichen zu sein, zu reden und zu handeln, wird entsprechendes vor allem von den Personen gefordert, die in der Hierarchie über ihnen stehen und Verantwortung tragen. Der Begriff der Verantwortung wird hier zur Scharnierstelle zwischen dem, was beruflich notwendig ist und dem, was unverantwortlich, also gefährlich ist. Aus diesem Grunde auch wird es als psychische Gewalt empfunden, wenn sich die verschiedenen Berufsgruppen innerhalb der Pflege eine *gefährliche Pflege* unterstellen. Das erscheint als unverantwortlich und gefährdet die eigene berufliche Identität. Damit wäre die einzige Legitimationsbasis für pflegerisches Handeln, die Umsetzung einer *guten Pflege*, angezweifelt und würde wie ein Kartenhaus zusammenbrechen. Denn zu dem Modell der *guten Pflege* passt auch das Argument der Fürsorge, die pflegerisch begründet den Patienten vor sich selbst und vor pflegerischen Problemen schützen muss. Verantwortliches pflegerisches Handeln wäre so auch immer Gewalt anwendendes Handeln, um eine *gute Pflege* zu leisten.

Das nun die sexuelle Belästigung durch Patienten von den Pflegenden eindeutig als Gewalt bezeichnet werden kann – und diese bewegt sich im Zwischenfeld von physischer und psychischer Gewalt – dann liegt das auch daran, dass hier über Sexualität und Grenzen der Sexualität eine gesellschaftliche Übereinkunft besteht, die sich auch auf den ausdehnt, der seiner *Sinne nicht mehr Herr* ist: ein Sexualdelikt erzeugt berechtigt Abscheu und eine sexuelle Belästigung darf legitim zurückgewiesen werden. Pflege hat viel mit Körperlichkeit zu tun und Körperlichkeit setzt die Schwellen für einen Missbrauch auf beiden Seiten herunter. Pflegende lassen sich so beschimpfen. Sie werden gekratzt, getreten, geschlagen, gekniffen. Man tritt ihnen zu nahe, setzt sie unter Druck und bedroht sie. Alles das ist bis zu einem gewissen Grade tolerabel, weil es sich um kranke Menschen handelt. Aber eine sexuelle Belästigung bleibt eine sexuelle Belästigung, auch wenn derjenige, der belästigt, sich dieser Handlung gar nicht bewusst ist. Eine Intimwäsche, der Umgang mit Ausscheidungen etc. erfordert eine hohe moralische Kompetenz im Umgang mit einem andern Menschen, was implizit dazu zu führen scheint, dass man als Pflegende in einen Panzer der Entpersönlichung rücken muss. Als Objekt der Begierde wahrgenommen zu werden, ist vor diesem Hintergrund nicht möglich. Es ist so, als ob in diesem Moment der Schleier der Identitätsverpanzerung herunter gerissen wird und sich die Pflegenden als das sehen, was sie auch sind: ein Körper, der begehrenswert für den ist, der sich beständig vor ihm entblößen muss. Wenn das toleriert würde, dann würden Schranken der gesellschaftlich definierten Moral fallen, die genau auch dazu dienen, dieses Gerüst einer Beziehung tragfähig zu gestalten. Das auch Pflegende sich durch den Körper des Gepflegten angerührt fühlen könnten, darf nicht zugelassen werden, obgleich es Thema und Motto des in der Öffentlichkeit propagierten Bildes einer Krankenschwester ist.

Wenn also die Chance zur Bewältigung von Gewalterleben, sei es physische oder psychische, nach Nunner-Winkler wesentlich auch von deren Ursache abhängig ist und die Intention des Täters in diesem Erleben das zentrale Element des Opfers ist, dann würde eine solche Grundlage eine Erklärungshilfe dafür bieten, warum Gewalt von Seiten eines Patienten, der auch als Patient in seiner Krankheit wahrgenommen werden kann, nicht als Gewalt bezeichnet wird. Der Täter ist kein Täter, weil er keine Intention hat, die auf das reale Opfer zielt. Und auch das scheinbare Opfer wäre dann kein Opfer, weil es gar nicht gemeint ist.

Diese analytische Grundlage würde des weiteren erklären, warum dann Gewalt auf der Seite von Kollegen und Vorgesetzten resp. Ärzten so eindeutig als Gewalt gekennzeichnet wird, obwohl im Prinzip auch hier der Mechanismus der Verschiebung zwischen Täter und Opfer nachweisbar wäre: in der subjektiven Wahrnehmung der Pflegenden bildet diese Personengruppe an einem Arbeitsplatz, der gekennzeichnet ist durch eine Verschiebung von Gewaltsphären auf der Beziehungsebene zwischen Pflegenden und Patienten/Klienten, die sichere, weil die Vernunft konstituierende Übergangsebene zwischen einer beruflichen und privaten Identität. Sie ist das Scharnier der Vernunft, das verhindert, dass Pflegende tatsächlich ebenso schizophren agieren wie ein Teil ihrer Patienten. Verantwortungsvolles Handeln benötigt eine Korrekturinstanz innerhalb des Berufsfeldes. Eine Selbstbestätigung kann nur vor dem Hintergrund einer Fremdbestätigung erfolgen. Und wenn man das erst einmal als Pflegender so *erfahren* hat, dann ist das auszuprägen, was man als eine stabile berufliche Persönlichkeit bezeichnen kann. Darüber zu spekulieren, wie das dann mit den individuellen Voraussetzungen und Persönlichkeitsmerkmalen zusammenpasst, würde zu weit führen und lässt sich vor dem Hintergrund des empirisch erhobenen Materials auch nur bedingt erfassen. Dazu wären weitere narrative Interviews notwendig. An den Stellen, an denen zentrale Persönlichkeitsmerkmale für einen gelingenden Umgang mit Gewalt genannt werden, tritt allerdings die *Standfestigkeit in sich selbst* deutlich hervor. Sie wird begleitet von einer Lernfähigkeit, einer Fähigkeit, sich anzupassen ohne sich aufzugeben, einem liebevollen Umgang mit kleinen alltäglichen Dingen und mit den Patienten, die man vor sich hat. Der beruflichen Belastung korrespondiert bei einer solchen Persönlichkeitsstruktur ein weitaus höheres Maß an beruflichem Interesse und das meint vor allem ein Interesse an den Menschen, die hinter den Patienten als Kranke stehen.

Das klingt nun erneut nach einem Widerspruch, ist allerdings im Systemzusammenhang konstitutives Element einer beruflichen Identität, die belastungsfähig ist auch im Umgang mit Gewalt. Die Argumentation ist folgende: wenn ich den, der mich angreift auch als das sehen kann, was er einmal war oder/und wieder sein kann, wenn er nicht nur krank ist, dann entwickle ich auch ein Verständnis ihm gegenüber, das emphatisch im Sinne eines reflektierenden Bewusstseins ist. Ich nähere mich ihm auf einer Ebene, die zu ihm als Mensch durchdringen kann, auch wenn er nicht mehr „Herr seiner Sinne" ist. Das ist das, was für die Pflegenden Gespür und Handeln *aus dem Bauch heraus* ist. Wenn es langfristig wirksam sein soll, dann handelt es sich dabei nicht um ein rein strategisches Abwehrverhalten in einer vorsichtigen Habachtstellung, sondern eher um eine in sich sichere Haltung, die darauf zielt, doch immer irgendwo den Punkt zu treffen, die diese Person in ihren guten Seiten zeigt. Das kann auch schief gehen. Und das wird dann als Berufsrisiko bezeichnet. Wenn jemand dieses Gespür nicht entwickelt oder es abkappen muss, um sich selbst nicht der Gefahr der Verletzbarkeit auszusetzen, entstehen Handlungsstrategien, die auch Gewalt provozierend sein können. Das sind im Blick der Pflegenden vor allem diejenigen Pflegenden, die ein Helfersyndrom haben, d. h. eine ihrer persönlichen Defizite vor dem Hintergrund des Berufes gelöst wissen wollen. So etwas funktioniert offensichtlich nur gewaltsam, indem eine Überfürsorge als „Bemuttern" den Patienten entmündigt und unprofessionell vereinnahmt als Ersatz für das, was man nicht hat und einem andern antun muss.

Traumatisch wirkt nach Nunner-Winkler die Gewalt, die mit einem Verlust von zwischenmenschlicher Solidarität als Zerstörung von Urvertrauen verbunden ist. Diese extreme Form von Gewalt kann, eben weil es sich um ein Trauma handelt, kaum beschrieben werden. Sie zeigt sich in Formen der Selbst- und Fremdzerstörung, die den Pflegenden zum Patienten macht. Er ist nicht mehr arbeitsfähig. Als posttraumatisches Belastungssyndrom zeigt es sich in einer zeitlichen Verschiebung zum traumatisierenden Ereignis. Diese Form der extremen Gewalt wird in den Interviews und Gruppendiskussionen nicht thematisiert. Angesprochen werden demgegenüber Geschichten von bei andern beobachteten oder vermittelt erzählten Geschichten *großer Gewalt*. Sie haben mehrere Funktionen. Zum einen zeigen sie dem Außenstehenden, wie gefährlich Pflege sein kann. Dann schaffen sie durch die Redundanz der Erzählung bei dem Erzählenden Sicherheit. Und dann sind es auch Geschichten, die trotz aller negativen Vorzeichen eine Erfolgsgeschichte darstellen unter dem Motto: So haben wir das trotzdem geschafft.

Die Geschichten *großer Gewalt* sind also keineswegs gleichzusetzen mit traumatischen Erlebnissen. Sie sind eher das Gegenteil: Erzählungen des Überlebens im Angesicht der Gefahr.

Was passiert demgegenüber auf der anderen Seite der Gewalt? Welche Formen von Gewalt finden sich argumentativ auf der Seite der Pflegenden, wenn es darum geht, Gewalt gegenüber Patienten zu legitimieren. Und – welche Funktion hat diese Gewalt? Dafür gibt es in dem vorliegenden Material ebenfalls einige Anhaltspunkte.

Der gewalttätige Patient ist das Opfer seiner eigenen Aggression und Verwirrtheit. So lautet die offizielle Erklärung. Wenn die Gefahr besteht, dass er sich selbst schadet, muss er geschützt werden. So lautet der legitime Auftrag, den Pflegende haben. Schutz wird mit Fürsorge assoziiert und schließt auch die Umsetzung von ärztlichen Anordnungen ein. Wenn der Patient nicht tut, was er tun soll und auch nicht reagiert, wie er reagieren soll und damit die Durchführung einer als notwendig erscheinenden pflegerischen Maßnahme gefährdet ist, dann wird Gewalt als Mittel zum Schutz des Patienten eingesetzt. Argumentiert wird dabei auf der rein fachlich-sachlichen Ebene. Das Bild des Patienten verändert sich aber in diesem Argumentationsmuster. Er wird zu einem Störfaktor, der eine *gute Pflege* verhindert. Unbewusst wird der Patient zum Feind in einem Krieg der Fronten, der durch Macht gekennzeichnet ist. Und die moderne Waffe in diesem Kampf sind die Medikamente – und die verordnet der Arzt.

Der Patient wird zum Kind erklärt. Das vereinfacht das Handlungsmodell. Ein um sich schlagendes oder Schimpfworte benutzendes Kind muss erzogen werden. Früher züchtigte man. Heute spielt sich die Elternrolle auf der eher subtilen Ebene der Verbote, Gebote und impliziten Regeln ab. Wenn der Patient Gewalt anwendet, dann handelt er unerzogen und muss erzogen werden. Das läuft dann erneut über die pflegerische Schutzfunktion: der Patient wird vor sich selbst geschützt. Er ist dekubitusgefährdet, also muss er seine *Inkontinenzhose* wechseln. Der Patient hat Medikamente verordnet bekommen, also muss er sie nehmen. Das Unterlassen dieser pflegerischen Tätigkeiten kann gerichtlich belangt werden. Gewalt ist jetzt ein Mittel, das den Pflegenden vor Angriffen von außen schützt und zugleich dem Patienten zeigt, dass er nicht tun kann, was er will. Die Machtverhältnisse sind eindeutig geregelt.

Der Patient *rastet aus*. Er ist durch Worte und Gesten nicht zu bändigen. Er gefährdet sich und andere. Er muss fixiert und beruhigt werden. Erneut dient das seinem eigenen Wohl, denn ein psychotischer Patient – so die Argumentation – *leidet furchtbar*, wenn sein Wahnsinn nicht gestoppt wird. Durch diese Aktion entsteht ein *neuer Mensch*, der im Nachhinein dankbar ist für die Gewalt, die ihm angetan wurde. Der Pflegende schafft gottesgleich einen neuen Menschen, indem er ihn zwingt, ein solcher zu werden. Die Machtfunktion ist eindeutig und begründbar.

Der Pflegende bleibt in allen Fällen – zumindest in seinem beruflichen Selbstbild – ruhig, gelassen, höflich und beherrscht. Er wirkt sicher und zugewandt. Er zeigt dem Patienten und dem Angehörigen, dass diese sich unhöflich und unkontrolliert verhalten. Er ist der gesellschaftlich funktionierende Mensch, der sich mit den entsprechenden Manieren auskennt. Er ist der bessere Mensch. Auch das stärkt das Gefühl der eigenen inneren Macht.

3.5. Exkurs: Pflege ein *gewalttätiger* Beruf?

Wie geht man eigentlich damit um, dass Gewalt ein konstitutiver Bestandteil einer beruflich definierten pflegerischen Beziehung ist und derjenige, der die Gewalt ausübt, dafür kaum haftbar gemacht werden kann? Und wo liegt dann eigentlich die Verantwortung dafür?

Der besondere Charakter dieser Art von Gewalthandlung vor dem Hintergrund gesellschaftlicher Normen und Werte erschließt, wie bereits ausgeführt, über die Frage der *Absicht* und *Zurechnungsfähigkeit* eine Dimension dieser Ausgrenzung, die auf den engen Zusammenhang von Nächstenliebe resp. Fürsorge und Gewalt verweist. In der Beziehung zum begründbar kranken Patienten/Klienten wird so der Begriff der Gewalt eliminiert. Es existiert keine Gewalt, die gesellschaftlich und beruflich begründbar wäre, also empfindet man auch das, was einem angetan wird, nicht als Gewalt. Diese Argumentation wird stereotyp und redundant wiederholt, wenn es um die Frage der Berührung geht.

Der Ausgangspunkt dessen, was körperliche und verbale Attacken auf der Seite des Patienten ausmacht, ist immanent in einer Art Regelkreis auf diesen Patienten zurückverwiesen: er ist verständlicherweise autoaggressiv.

Auch dieses Verhalten hat nichts mit der Person der Pflegenden zu tun. Die Botschaft ist eindeutig: der Patient und bedingt auch der Angehörige handeln situationsbedingt verstehbar unkontrolliert. Der Pflegende hat im Prinzip mit der Situation nichts zu tun. Er ist nicht gemeint, weil der andere ihn nicht kennt und er kennt ihn nicht, weil er nicht will, dass er erkannt wird. Auch das ist eine stereotype Argumentation, die immer dann bemüht wird, wenn es um die Frage geht, wo die Aggression/Gewalt/Attacke herkommt. Angst davor, als das erkannt zu werden, was man auch noch ist, bestimmt die Distanz im Umgang mit Patienten/Klienten und deren Angehörigen. Diese Angst kreist ebenfalls um die eigene Person und fördert ein Klima der prophylaktischen Distanzierung, die der eigenen Persönlichkeitsstruktur und weniger der Situationsanalyse entspricht.

Das Arbeitsteam ist eine notwendige Bedingung, um im Erleben der höflichen Distanz Gewalt zu ertragen, die einem zugemutet wird, weil sie dem Berufsbild inhärent ist. Sie ist eine Schutzmauer, hinter der sich die Pflegenden als Persönlichkeiten verstecken und entfalten können. Genau aus diesem Grunde ist sie zugleich eine Schwachstelle, weil sie einen Teil der Kraft, die man für diese Art der Rollenpräsentation oder Schauspielerei braucht, liefert. Teamkonflikte können nur veröffentlicht werden auf der Ebene der Hierarchiekonflikte mit Leitungen. Diesem korrespondieren Leitungsmodelle von Stationsleitungen, die sich als *Mannschaftsführer* darum bemühen, Konflikte intern zu halten. Das ist ein ungeschriebenes Gesetz. Alles das, was nach außen getragen wird, schwächt im Bewusstsein der Teammitglieder dessen Stärke. So wird dann das, was ein Team zusammenhält, nicht nur positiv sondern auch negativ aus der Abgrenzung heraus definiert. In diesem Spannungsfeld der Abgrenzungen entsteht eine Form der Vereinsamung, die mit der Beschwörung der gemeinsamen Stärke hantiert. Die Einsamkeit versteckt sich dann erneut hinter einer negativ abgrenzend formulierten Mauer der Gemeinsamkeit. Das Schweigen ist Ausdruck einer negativen Solidarität, die empfänglich machen kann für traumatische Erfahrungen. Angst vor Ausschluss bestimmt dann die Gemeinsamkeit.

Wenn es zu einer körperlichen oder verbalen Attacke von Seiten der Patienten kommt, dann funktioniert im Extremfall der Distanzierungsmechanismus nicht mehr als eine Art Schutzmechanismus. Spürbar wird dann nur noch, dass es eine Situation gibt, der man sich nicht gewachsen fühlt. Da ein

Zurückschlagen oder Schimpfen als Handlungshemmung gut eingeübt ist, kommt es zu Formen der Machtausübung, die den Patienten/Klienten zu einem Empfänger von Aggression und Gewalt unter dem Deckmantel der Fürsorge machen. Das wird auch so empfunden und mit einem Schuldgefühl beantwortet. In der Rationalisierung der jeweils gegebenen Situation wird dabei eine Ebene der Berührung erneut übersprungen.

4. Die Analysematrix

4.1. Kurzfassung der Ergebnisse

Folgende Ergebnisse lassen sich festhalten:

- Pflegende und ihre Leitungen haben eine berufsspezifische Definition von Gewalt. Diese befähigt sie, zwischen einer krankheitsbedingten Ausübung von Gewalt, die sie in der beruflichen Beziehung mit Patienten erfahren und der Gewalt, die sie im privaten Bereich erleben, zu unterscheiden (Begriffsexplikation). Konfliktfelder und Lösungsmuster auf der expliziten und impliziten Ebene wurden ermittelt, in denen Gewalt gegen Pflegende im beruflichen Handeln beschrieben wurde. Erkennbar wurde, dass es gerade dann zu zentralen Problemen im Umgang mit Gewalt kommt, wenn die pflegerische Handlungssicherheit, die durch berufliche Erfahrung und Wissen erworben wurde, nicht mehr ausreicht, um die Grenze zwischen beruflicher und privater Identität zu wahren. Um mit der Gewalt von Seiten der Patienten und deren Angehörigen angemessen umgehen zu können, war „Sicherheit und Schutz" auf der Seite der Leitungen und Teams notwendig. Wurde diese zerstört, setzte ein „Teufelskreis" der Angst ein, der über berufliche Belastungen zu einer gewalttätigen und aggressiven Behandlung der Patienten führen konnte. Das wurde als *Selbstschutz* bezeichnet, erkannt und erzeugte ein *schlechtes Gewissen*.

Folgende zentrale Konflikte lassen sich erkennen:

- Leitungen verhalten sich *unkontrolliert* und damit im Blick der Pflegenden gewalttätig ihnen gegenüber. Das Bedürfnis nach *Schutz und Sicherheit* sowie Ordnung und Struktur wird missachtet. Damit ist auch eine notwendige Grundlage zerstört, um im pflegerischen Kontakt mit Patienten und Angehörigen professionell handeln zu können.
- Das Team arbeitet nicht zusammen, sondern ist durch Konkurrenz unter-

einander und gegenüber Patienten und Leitungen sowie fehlende Absprachen gespalten. Auch in diesem Fall ist das Bedürfnis nach *Schutz und Sicherheit* grundlegend gestört. Die Arbeitsbelastungen wachsen. Burnout ist eine erkennbare Folge. Diese setzt wiederum einen weiteren *Teufelskreis* in Gang, der zu einer Gewaltsteigerung gegenüber den Patienten führen kann.

• Die Gewaltangriffe und aggressiven Verhaltensweisen von Seiten der Patienten aber auch der Angehörigen, der ärztlichen und pflegerischen Leitungen für den Pflegenden sind nicht vorhersehbar. Die Ebene der professionellen pflegerischen Handlungskompetenz wird in diesem Moment eines Überraschungsangriffs verlassen. Gewalt wird als persönlich und *durchdringlich* empfunden. Die Lösungsmuster polarisieren sich zwischen einer „ruhigen und höflichen" Ansprache und – im Hinblick auf den Patienten – einer *entmündigenden* medikamentösen und pflegerischen *Ruhigstellung*. Der Misserfolg einer „ruhigen und höflichen" Ansprache zieht *Weinen* und Verzweiflung nach sich. Der Erfolg einer *entmündigenden* Patientenbehandlung hat ein *schlechtes Gewissen* zur Folge.

4.2. Zentrale Konfliktfelder und Lösungsmuster

Die Analysematrix A spiegelt nun auf vier Ebenen unter acht Perspektiven 33 zentrale Konfliktfelder und 54 zentrale Lösungsmuster wieder, die in jeweils 16 Blöcken zusammengefasst sind und erkennen lassen, welchen Umgang mit dem Phänomen *Gewalt gegen Pflegende* Pflegende und ihre Leitungen praktizieren. Sie lässt jeweils aus der Perspektive der Akteure erkennen, welche Konfliktfelder (z. B. Konfliktfeld 1 und 1.1.) mit welchen Lösungsmustern (z. B. Lösungsmuster 1.2. und 1.3.) verknüpft sind.

Jedes der in der Analysematrix erfassten 32 Konflikt- respektive Lösungsfelder lässt sich vor dem Hintergrund der empirischen Untersuchung entfalten und erläutern. Wichtig, wenn es um die Frage der Anwendung der Analysematrix im Rahmen einer fallspezifischen Prävention und Intervention geht, ist, wie einleitend bereits angedeutet, zweierlei:

- Zum einen entstehen Probleme im Umgang mit Gewalt gegen Pflegende dadurch, dass Konflikt und Lösungsmuster nicht zusammenpassen.
- Zum andern bietet gerade diese Erkenntnis einen Ansatzpunkt, um von der Seite der wissenschaftlichen Rekonstruktion von Konflikten auf die Seite der handlungspraktisch relevanten Konstruktion von Präventions- respektive Interventionsmaßnahmen zu gelangen: in den erfassten Konflikten steckt der Ansatzpunkt, um passgenaue Lösungen zu suchen und damit auch die Möglichkeit aus der Analysematrix das Strukturgitter zu entwickeln.

Folgende zentrale Ergebnisse lassen sich ergänzend festhalten:

- Pflegende verfügen gegenüber krankheitsbedingt aggressiven und gewalttätigen Patienten über eine Reihe von Maßnahmen, die sie vor dem Hintergrund ihres pflegerischen Wissens und ihrer Erfahrung angemessen einsetzen. In Situationen, in denen diese Maßnahmen nicht greifen, halten sie an strategischen Stufenmodellen pflegerischer Intervention fest, die eingeübt worden sind. Aus Angst vor Kontrollverlust kann es bereits im Vorfeld eines möglichen Angriffs so zu einer Entmündigung des Patienten kommen. Das wird als Problem gesehen (Konfliktfeld 1).
- Der Teamzusammenhalt und damit auch die Unterstützung im Team sind zentral, um mit Gewalt in der pflegerischen Handlungssituation angemessen umgehen zu können. Der Ausschluss aus dem Team erzeugt Angst und Unsicherheit. Der fehlende innere Zusammenhalt im Team kann über eine gemeinsame *Frontstellung* gegen einen äußeren *Feind* ausgeglichen werden. In jedem Fall vermischen sich Einzelkämpfertum und der Wunsch nach sozialem Zusammenhalt im Team im Konfliktfall so, dass die Leitung gleichzeitig als *Feind* und *Retter* angesehen wird (Konfliktfeld 2).
- Der Vorwurf der *gefährlichen Pflege*, der v. a. zwischen Pflegenden der Alten- und Krankenpflege auszumachen ist, wird real und vernünftig durch den Vorschlag einer besseren Überleitung zwischen den Institutionen Krankenhaus und Alten- und Pflegeheim resp. ambulante Versorgung gelöst. Unterschwellig jedoch findet eine Schuldverschiebung statt (Konfliktfeld 2).

- Die Leitung ist neben dem Team die zweite Instanz, die aus der Sicht Pflegender Sicherheit und Schutz bietet, um mit Gewalt auf der Seite der Patienten umgehen zu können. Bricht diese Sicherheit auf, dann ist kein konstruktives Lösungsmuster mehr erkennbar. Das, was fehlt (der Schutz), wird als Lösungsmuster beschworen (Konfliktfeld 3 und 5).
- Die Angehörigen der Patienten werden im Konfliktfall von den Pflegenden als störend und rufschädigend wahrgenommen. Bedrohlich werden sie dann, wenn sie die Pflegenden persönlich angreifen. Das Maßnahmenspektrum zielt darauf, diese *Störung* möglichst auszuschalten (Konfliktfeld 4).
- Der Distanz der Pflegenden gegenüber ihren Leitungen lässt auf der Seite der Leitungen das unterschwellige Bedürfnis nach Nähe unerfüllt. Eine Fülle von mehr oder weniger passenden Maßnahmenbündeln wird eingesetzt, um die Probleme der Pflegenden im Umgang mit Gewalt, die sie von Patienten und ihren Angehörigen erfahren, zu lösen, Kontrolle wird unbewusst als Lösungsmuster für fehlende Nähe eingesetzt (Konfliktfeld 6).
- Leitungen sehen es als ihre Aufgabe an, Pflegende vor den Patienten und ihren Angehörigen zu schützen, die Gewalt in einem nicht akzeptablen Umfang ausüben. Sie reagieren auf eine Meldung der Pflegenden mit diversen Hilfsangeboten. Unbewusst lösen sie einen Teil der Probleme, die Pflegende im Umgang mit Patienten und ihren Angehörigen haben, indem sie Pflegende auf ihre Professionalität verweisen. Sie unterstützen damit die Tabuisierung seelischer Gewalt, die Angst zur Folge haben kann (Konfliktfeld 7).
- Die Strukturen, also v. a. die Rahmenbedingungen pflegerischen Handelns, entlasten Pflegende und ihre Leitungen gleichermaßen von Schuld und Verantwortung. Pflegende können erklären, warum sie gegenüber Patienten aggressiv, gewalttätig und verachtend sind. Leitungen können rechtfertigen, warum die von ihnen eingesetzten *strukturellen Mittel* nur bedingt greifen (Konfliktfeld 8).

Folgende Ansatzpunkte für einen systemischen Interventionsansatz sind vor diesem Hintergrund erkennbar:

- Pflegende handeln in einem Spannungsfeld von beruflicher und persönlicher Identität, das in Grenzbereichen Vermittlungsprobleme aufweist. Sie argumentieren fachkompetent und patientenbezogen. Sie handeln personenbezogen und individuell. Der Begriff des Schutzes und der Fürsorge vermittelt zwischen diesen beiden Ebenen des Handelns durch eine Spiegelung der Bedürfnislage.
- Auf der Seite der Leitungen ist erkennbar, dass sie aus ihrer Vermittlungsposition zwischen Institution, Organisation und Person in eine Schräglage zu der Bedürfnislage der Pflegenden vor Ort kommen, die sie zwar wahrnehmen, aber nicht auflösen können. Zwischen der Betonung der Professionalität der Pflegenden vor Ort, und damit ihrer Autonomie, und einem eigenen Leitungsverständnis der helfenden und unterstützenden Rolle vermittelt eine Instanz der Intervention, die negativ als Kontrolle, positiv als Präsens definiert wird. Präsens ermöglicht eine vorbildhafte Nähe, Kontrolle einen distanzierten Außenblick.
- Stationsleitungen hantieren zwischen diesen Problemfeldern. Zwischen ihrer Führungsposition und ihrer Rolle als Pflegende vor Ort, zwischen der Aufgabe, das Team zu leiten und ein Teil des Teams zu sein, vermittelt für sie die Instanz des Vorbildes. Sie arbeiten als Pflegende vorbildhaft und präsentieren der Außenwelt gegenüber ein vorbildhaftes Team, *ihre Mannschaft*. Das, was im Team passiert, wird gegenüber der Außenwelt verheimlicht. Das wird als interne Konfliktregelung bezeichnet. Damit lösen sie ihre widerspruchsvolle Position handlungspraktisch auf.
- Pflegende und ihre Leitungen vollziehen auf der argumentativen Ebene ganz bestimmte geschlossene, redundante Kreisbewegungen. Ein spezifischer Gewaltbegriff für berufliche pflegerische Handlungssituationen den Patienten/Klienten gegenüber wird abgetrennt von einem privaten Gewaltbegriff. Es wird als professionell verstanden, wenn diese Differenz erkannt wird.

Folgender *Argumentationskreis* ist auf der *Anspruchsebene* erkennbar:

- Der Patient/Klient ist ein kranker Mensch, der zu Gewalt neigt, weil er krank ist und diese Gewalt auch in Stellvertreterposition gegen Pflegende richtet. Pflegende sind professionell distanziert, weil diese Gewalt nichts mit ihnen als Person zu tun hat. Sie verfügen über einen geschulten Blick auf das, was ein Patient/Klient krankheitsbedingt tut. Sie reagieren und agieren deeskalierend angemessen so, dass der Patient/Klient vor seiner eigenen Gewalt geschützt wird. Das ist pflegerische Fürsorge.

Folgender *Argumentationskreis* ist auf der *Abgrenzungsebene* erkennbar:

- Es gibt Pflegende, die Angst entwickeln, wenn sie im Alltag mit der krankheitsbedingten Gewalt von Patienten/Klienten konfrontiert werden. Das ist unprofessionell, weil sie wissen, dass diese Gewalt nichts mit ihrer Person zu tun hat. Angst entwickelt man nur, wenn man sich persönlich angegriffen fühlt. Diese Pflegenden leiden unter Burnout, suchen sich einen anderen pflegerischen Arbeitsort oder verlassen ihren Beruf.
- Pflegende und ihre Leitungen veröffentlichen auf der Ebene der unbewussten Botschaften ein ungelöstes Problem. Es setzt sich mit der Frage auseinander, wo die Grenzen der Gewalt im Spannungsfeld von beruflicher und privater Identität im Hinblick auf diese Gewalt liegen. Immer wieder werden Grenzen zwischen beruflicher und persönlicher Identität neu festgelegt, erklärt, begründet und gleichzeitig umgestoßen. Die Kategorie Geschlecht spielt dabei eine wichtige Rolle, wenn es darum geht, ein pflegerisches Beziehungsmuster als Problem (z. B. sexuelle Belästigung) oder Strategie (z. B. *Um-den-Finger-wickeln*) zu bezeichnen.

Ebene/ Perspektive	Konfliktfeld explizit	Konfliktfeld implizit	Lösungsmuster explizit	Lösungsmuster implizit
Pflegender – Patient	**1** Terrorregime des *normal aggressiven* Patienten; unvorhersehbare *Attacke*; sexuelle Belästigung	**1.1** Entmündigung der Patienten durch Kontrollverlust auf der Seite der Pflegenden	**1.2** strategische Stufenmodelle verbaler und körperlicher Intervention anwenden	**1.3** unreflektierbares Erfahrungshandeln praktizieren; Fixierung als *gewaltfreien* Umgang ansehen
Pflegender – Pflegender	**2** Vorwurf der *gefährlichen Pflege* gefährdet Ruf; Konkurrenzverhalten; fehlende Teamabsprachen	**2.1** sexuelle Belästigung; Ausschluss der *Schwachen* aus dem Team; Angst	**2.2** Schuld verschieben; Überleitung organisieren; Rückversicherung im Team suchen; Selbstbestätigung sichern; miteinander reden; Zusammenhalt pflegen; fürsorglich sein	**2.3** Einzelkämpfer in einer Mannschaft sein und der *Obrigkeit* folgen; einen gemeinsamen Feind haben
Pflegender – Leitung	**3** offene *Anmache* von Kollegen und Patienten durch *unkontrolliertes* Verhalten; keine Fürsorge und Sicherheit	**3.1** Pflege: Schutz ohne Einfluss Medizin: Einfluss ohne Schutz; Undurchsichtigkeit der Anweisungen	**3.2** sich unterordnen; weinen; sich zurückziehen; sich getroffen fühlen; nichts machen können; politische Forderungen stellen	**3.3** *Obrigkeit* als Schutz sehen
Pflegender – Angehöriger	**4** Vorwurf der *gefährlichen Pflege;* Bedrohung durch *unkontrolliertes Verhalten* verhindert *gute Pflege*	**4.1** persönliche Abwertung	**4.2** *nichts sagen;* ruhig bleiben, Grenzen setzen; deeskalieren; *ausschalten*: das Herkunftsmilieu abwerten; Gespräche führen	**4.3** Angehörige als Objekte der Burnoutverschiebung nutzen

Tabelle 2: Das Analyseraster A (wird auf der folgenden Seite fortgesetzt)

Ebene/ Perspektive	Konfliktfeld explizit	Konfliktfeld implizit	Lösungsmuster explizit	Lösungsmuster implizit
Pflegender – Arzt	**5** unkontrolliertes Verhalten durch verbale und körperliche Verletzungen in der Öffentlichkeit	**5.1** die Vergangenheit der Berufskonstruktion	**5.2** höflich sein; Ruhe bewahren; sich kontrolliert verhalten; die *Obrigkeit* einschalten; die Station wechseln; den Arzt wie einen aggressiven Patienten beh.	**5.3** *Obrigkeit* als Schutz sehen
Leitung – Pflegender	**6.** Distanz verhindert Reden über seelische Gewalt; Bedürfnis nach Nähe	**6.1** Trennung von Struktur und individueller Handlungsebene; Verschmelzung der Leitung und Mannschaft";	**6.2** Tabus beibehalten; strukturelle Mittel einsetzen; Fortbildungen u. Supervision anbieten; auf Professionalität verweisen, „sich kümmern"; Vorbild sein; Selbstverantwortung fördern	**6.3** Kontrolle durch individuelle Präsenz praktizieren
Leitung – Patienten/ Angehöriger	**7.** Eingriff bei Meldung; Schutz und Gewalt	**7.1** Patient als störender Kunde	**7.2** den Mitarbeiter schützen; sich um den Mitarbeiter *kümmern*; dem Mitarbeiter *näher kommen;* dem Mitarbeiter *helfen*	**7.3** Professionalität Pflegender voraussetzen; Aggressivität gegenüber Patienten/Angehörigen erlauben; Tabus unterstützen
Struktur	**8** Zeit-, Personal- und Geldmangel; Macht und Kompetenz	**8.1** Struktur als der Schuldige	**8.2** Strukturelle Mittel einsetzen; Gewalt anwenden; Verachtung zeigen	**8.3** Entlastung von Schuld durch Verschiebung von Verantwortung praktizieren

Tabelle 2: Das Analyseraster A

5. Das Strukturgitter

5.1. Kurzfassung der Ergebnisse

Das *Strukturgitter B* gibt aus der Perspektive der Pflegenden das kategoriale Handlungsmuster wieder, das im Umgang mit Gewalt, die gegen die eigene Person gerichtet sind, eine Lösung bietet. Die Kernaussage lautet: Wenn man ein differenziertes Fachwissen erwirbt, eine professionelle Distanz gewinnt, Sicherheit hat und das *gelingende Bauchwissen* reflektiert, kann man in der beruflichen Pflege *lebendig bleiben*, weil man die Gewalt nicht *persönlich* nimmt. Das ist eine notwendige Grundlage, um mit Gewalt gegen Pflegende angemessen umgehen zu können.

Das *Strukturgitter C* gibt aus der Perspektive der Pflegeleitungen das kategoriale Handlungsmuster wieder, das im Umgang mit Gewalt, die gegen die in der Pflege tätigen Mitarbeiter gerichtet ist, eine Lösung bietet. Die Kernaussage lautet: Um den Mitarbeiter in der Ausübung seiner pflegerischen Tätigkeit angemessen unterstützen zu können, wenn er von Gewalt betroffen ist, ist es Aufgabe der Leitung für das Erfahrungswissen der Pflegenden (ihr *Bauchwissen*) strukturgebend zu sein (*Kopf* sein). Das kann eine Leitung nur, wenn sie Vorbild ist, Distanz wahrt, einen angemessenen Schutz und Hilfe zur Verfügung stellt, damit neue Erfahrungen möglich sind.

5.2. Die Perspektive des Pflegenden

Mittel/ Weg	Bildung	Team	Schutz	Lernen	Ziel
Handlungs-orientie-rung	**1** differen-ziertes Fachwissen erwerben	**2** Fallbespre-chungen durchführen	**3** Den Pati-enten als *Mensch* sehen	**4** Probleme/ Konflikte und Erfolge antizipieren	situative Kompetenz gewinnen
Pflegeri-scher Gewaltbeg-riff	**5** Deeskalati-on, Valida-tion, *Spie-geln* kennen	**6** Professio-nelle Distanz ge-winnen	**7** Differenz erkennen zwischen Patient und ICH	**8** verstehen können	Selbster-kenntnis und Fremd-verstehen fördern
Hilfe	**9** handlungs-bereites Wissen ha-ben	**10** Austausch erleben (gemeinsa-mes Kaffee-trinken)	**11** Sicherheit haben	**12** Ressourcen erkennen und bestätigen	Arbeitslust fördern und Experimen-tierfreude stärken
Erfahrung	**13** Reflexion durchführen	**14** Selbstbestä-tigung durch *fami-liale* Routi-ne bekom-men	**15** Empathie zulassen und er-möglichen	**16** das gelin-gende *Bauchwissen* reflektieren	Selbstbe-wusstsein gewinnen und halten
Ziel	Anregun-gen be-kommen	selbstver-ständlich verstanden werden	den Patien-ten *mögen*	Zusammen-hänge erken-nen	Gewalt nicht *persönlich* nehmen und *lebendig* bleiben

Tabelle 3: Strukturgitter B (lösungsorientiert): Die Perspektive der Pflegenden

60

Folgende Ergebnisse lassen sich festhalten:

- Eindeutig ist es ein übergeordnetes positiv besetztes Ziel Pflegender, Gewalt, die im beruflichen Kontext gegen sie gerichtet ist, nicht persönlich zu nehmen und auf diesem Wege *lebendig* bleiben zu können, das heißt dem Patienten und seinen Angehörigen kompetent nahe, den Kollegen fürsorglich verbunden und den Vorgesetzten distanziert vertrauend gegenüber treten zu können.
- Mit diesem Ziel korrespondieren untergeordnete Ziele, die zugleich Hinweise darauf geben, wie man diese Ziele erreichen kann. Sie kommen dem übergeordneten Ziel aus ihrer Sicht näher, wenn sie über Kollegen und das Team *selbstverständlich* verstanden werden, durch Aus-, Fort- und Weiterbildung Anregungen bekommen, durch professionellen Selbstschutz und den Schutz der Leitungen dem Patienten nahe bleiben können (ihn „mögen") und durch erfahrungsorientiertes Lernen Zusammenhänge erkennen können. So können sie situative Kompetenz gewinnen, Selbsterkenntnis und Fremdverstehen fördern, die Arbeitslust erhalten, die Experimentierfreude stärken und das eigene Selbstbewusstsein gewinnen und erhalten.
- Dazu verfügen sie aus ihrer Sicht über vier Kompetenzen: ein handlungsorientiertes Wissen, einen berufsspezifischen pflegerischen Gewaltbegriff, eine Tradition der Hilfe und eine entsprechende Erfahrung.

Schlüsselt man diese Zielvorgaben im Hinblick auf die Wege zur Erreichung der Ziele auf, dann sind folgende Lösungsmuster zu erkennen.

- Handlungsorientierung wird gefördert in Richtung auf eine situative Kompetenz, indem man ein differenziertes Fachwissen erwirbt, Fallbesprechungen durchführt, in der Lage ist, die eigenen Erfolge und Probleme zu erkennen, diese Erkenntnis im Transfer nutzt und dabei den Menschen als Menschen, d. h. als individuelles Wesen im Blick behält (Strukturgitter C 1 – 4).
- Der pflegerische Gewaltbegriff ist ein zentrales Mittel, um Selbsterkenntnis und Fremdverstehen zu fördern, indem man professionelle Distanz gewinnt, die Differenz zwischen sich und dem Gegenüber erfassen

kann und dabei die Fähigkeit behält, den andern verstehen zu können. Deeskalation, Validation und die Technik des *Spiegelns* sind Mittel auf diesem Weg (Strukturgitter C 5 – 8).

- Als Pflegender dem Pflegebedürftigen *Hilfe* zu leisten, ist eine traditionell bedingte ethisch und moralisch motivierte Grundlage, die den Wunsch und das Bedürfnis nach Neuem hintergründet. Eine innere berufliche Motivation fördert die Arbeitslust, indem man über ein handlungsbereites Wissen verfügt, dieses sicher einsetzen kann, Anerkennung bekommt, sich bestätigt sieht und in einem Team arbeitet, dass sich austauscht und den sozialen Raum für berufliches Handeln schafft (Strukturgitter C 13 – 16).

- Selbstbewusstsein gewinnt und erhält man durch Erfahrung, die routiniert eingesetzt, intellektuell ergänzt und über die Erfahrung reflektiert wird und einen Raum schafft, in dem man Empathie ohne Angst zulassen kann (Strukturgitter C 13 – 16).

Schlüsselt man diese Zielvorgaben im Hinblick auf die Instrumente zur Erreichung der Ziele auf, dann sind folgende Lösungsmuster zu erkennen:

- Durch Aus-, Fort- und Weiterbildungen bekommt man Anregungen, weil man ein differenziertes Fachwissen erwirbt bzw. erweitert, Methoden wie z. B. Deeskalation kennen lernt, handlungsbereites Wissen erwirbt und das eigene Tun reflektiert (Strukturgitter B 1, 5, 9 und 13).

- Das Team und die Kollegen sind zentral, um eine Ebene des *Selbstverständlich-Verstanden-Werdens* als sozialen Rückhalt zu haben. Selbstbestätigung durch Routine, die im gemeinsamen Austausch verstanden und in Fallbesprechungen reflektiert werden kann, ermöglicht eine professionelle Distanz gegenüber dem gewalttätigen und aggressiven Patienten. Professionelle Nähe ist aus dieser Distanz heraus möglich (Strukturgitter B 2, 6, 10 und 14).

- Wenn man einen Schutz hat, kann man es sich auch erlauben, den Patienten zu *mögen*. Man kann ihn als Mensch sehen, der er war und auch wieder sein wird, man kann die Differenz zwischen sich und dem andern erkennen und vor dem Hintergrund von Sicherheit Empathie zulassen (Strukturgitter B 3, 7, 11 und 15).

- Wenn man lernt, kann man Zusammenhänge erkennen. Man kann das reflektieren, was man gut und richtig und das, was man falsch macht und daraus praktische Konsequenzen ziehen. Man kann verstehen, was das Gegenüber einem sagen will, die eigenen und die fremden Ressourcen erkennen und bestätigen (Strukturgitter B 4, 8, 12 und 16).

5.3. Die Perspektive der Leitungen

Mittel/ Weg	seine Arbeit gut machen	Selbstver- antwortung stützen	Sicherheit vermitteln	einen Schnitt setzen	Ziel
präsent sein	**1** Vorbild sein	**2** *Ahnung* haben	**3** Auf den Stationen erscheinen	**4** Ent- scheidun- gen treffen	*Situationen verstehen können*
Kontrolle ausüben	**5** Geld ver- walten	**6** Distanz wahren	**7** Fort- und Weiterbil- dungen *verordnen*	**8** profes- sionell Pflegende einstellen und ent- lassen	*Wissens- grundlagen für pflegeri- sches Han- deln schaf- fen*
Druck „ab- puffern"	**9** strukturelle Mittel in der Patienten- versorgung einsetzen	**10** Grenzen der Ver- antwortung Pflegender erkennen	**11** Schutz und Hilfe geben	**12** Rotati- on umset- zen	*pflegeri- sches Han- deln ermög- lichen*
Verantwor- tung über- nehmen	**13** Konzepte entwickeln und beglei- ten	**14** Mög- lichkeiten der Ver- antwortung Pflegender nutzen	**15** *Her- kommen dürfen und sich küm- mern bei großen Gewaltakti- onen*	**16** neue Erfahrun- gen er- möglichen	*Motivation bilden und erhalten*
	Rahmenbe- dingungen nutzen	*Vertrauen haben*	*Konflikte erfassen*	*konstruk- tiv ein- greifen*	*„Kopf" sein für „Bauch- wissen"*

Tabelle 4: Strukturgitter C (lösungsorientiert): Die Perspektive der Leitungen

Folgende Ergebnisse lassen sich festhalten:

- Vier Aufgaben sind aus der Sicht der Leitungen zentral, um Pflegende im Umgang mit Gewalt zu unterstützen: präsent sein, Kontrolle ausüben, Druck *abpuffern* und Verantwortung übernehmen.
- Sie verfolgen mit diesen Aufgaben das Ziel, die Situationen, in denen Pflegende sind, verstehen zu können, ausreichende Wissensgrundlagen für pflegerisches Handeln bereit zu stellen und damit professionell pflegerisch Handeln zu ermöglichen. Die Motivation für ein solches professionelles Handeln kann gebildet und erhalten werden, indem Leitungen die Rahmenbedingungen nutzen, Vertrauen in das Handeln der Pflegenden haben, Konflikte erfassen und dann konstruktiv eingreifen können. Sie verstehen sich generell als Garanten dafür, das vorhandenes pflegerische Erfahrungswissen (*Bauchwissen*) strukturiert werden kann (*Kopf sein*). Das entspricht einem prozessorientierten Leitungsmodell, das zwischen klarer Verantwortungsübernahme und kontrollierender Begleitung das fördern kann, was an Ressourcen bereits vorhanden ist.
- Der Weg zur Erreichung dieses Ziels besteht darin, Vorbild zu sein, dabei Distanz zu wahren, hinreichenden Schutz und Hilfe zu geben und so den Raum für neue Erfahrungen zu ermöglichen.
- Schlüsselt man dieses Strukturmuster entsprechend der Aufgabenzuweisung auf, die Leitungen selbst positiv formulieren, dann sind folgende Lösungsstrategien zu erkennen.
- Die eigene Präsenz, das persönliche Erscheinen auf den Stationen, ermöglicht für Mitarbeiter ein Erfassen der Vorbildfunktion (Lernen am Modell), indem Entscheidungen vor dem Hintergrund eines fachlichen und menschlichen Wissens (*Ahnung* haben) getroffen werden. Konfliktsituationen werden verstanden und zielorientiert in der Lösung begleitet (Strukturgitter C 1 - 4).
- Kontrolle auszuüben bedeutet unter Kenntnis und angemessener Verwaltung des Geldes die Distanz zu den Problemen zu bewahren, die notwendig ist, um angemessene Entscheidungen zu treffen. Die Instrumente der Umsetzung bestehen v. a. darin, Fort- und Weiterbildung nicht nur anzuregen, sondern als Teil der beruflichen Weiterentwicklung zu *verordnen* und die Pflegenden einzustellen, die bereit sind, ihre Professiona-

lität weiterzuentwickeln. Das beinhaltet auch die Fähigkeit, die Pflegenden zu entlassen, die diesen Weg nicht gehen können oder wollen. So können notwendige Wissensgrundlagen implementiert werden (Strukturgitter C 5 – 8).

- Eine wichtige Aufgabe von Leitungen ist es, den Druck *abzupuffern*, der Pflegende daran hindert, professionell zu arbeiten. Dazu setzen sie *strukturelle Mittel* in der Patientenversorgung ein, erkennen deutlich, wo die Grenzen der Verantwortung Pflegender liegen und geben so hinreichend Schutz und Hilfe. Im gegebenen Fall greifen sie auch zum Instrument der Rotation. So gelingt es ihnen, professionell pflegerisches Handeln durch eine Erleichterung von Rahmenbedingungen zu ermöglichen (Strukturgitter C 9 – 12).

- Leitungen übernehmen Verantwortung dafür, dass neue Konzepte entwickelt und auch umgesetzt werden können, damit neue Erfahrungen möglich sind und die Eigenverantwortungsfähigkeit der Mitarbeiter steigt. Sie setzen deutlich Grenzen und entlasten im Falle einer *großen Gewaltaktion* die Mitarbeiter. So ist es möglich, eine berufliche Motivation zu bilden und zu erhalten (Strukturgitter C 13 – 16).

- In ihrem eigenen Verständnis von Leitungskompetenz machen sie ihre Arbeit dann *gut*, wenn sie vorbildhaft das Geld verwalten und strukturelle Mittel einsetzen, um die Patientenversorgung im Rahmen neuer Konzepte zu verbessern und so die Rahmenbedingungen angemessen nutzen (Strukturgitter C 1, 5, 9 und 13).

- Selbstverantwortung der Mitarbeiter zu unterstützen ist in dem eigenen Leitungsverständnis nur möglich, wenn die Mitarbeiter ihnen auch vertrauen. Dazu müssen diese erkennen, dass ihre Leitungen auch Ahnung von dem Problem haben, in der Lage sind, Distanz zu wahren, die Grenzen der Verantwortung von Leitung und Mitarbeiter benennen können und so den Raum ausloten, in dem der Verantwortungsrahmen Pflegender sachbezogen erweitert werden kann (Strukturgitter C 2, 6, 10 und 14).

- Sicherheit vermitteln Leitungen in ihrem Selbstbild dadurch, dass sie auch in der Lage sind, die Konfliktstrukturen zu erfassen, die im pflegerischen Handlungsfeld entstehen. Sie erscheinen auf den Stationen, *verordnen* Fort- und Weiterbildungen, geben Schutz und Hilfe, da wo sie gewünscht und notwendig ist und sichern so z. B. bei Bedrohung durch *große Gewaltaktionen*, die die Möglichkeiten ihrer Mitarbeiter übersteigen, eine angemessene Hilfe (Strukturgitter C 3, 7, 11 und 15).

- Einen *Schnitt zu setzen* zielt auf einen konstruktiven Eingriff im Falle einer Problemsituation, die lernorientiert aufgelöst werden soll. Leitungen treffen in ihrem eigenen Verständnis aus der Kenntnis der Situation heraus Entscheidungen, indem sie auch zu eindeutigen Maßnahmen wie Entlassung und Rotation greifen. Die Ermöglichung von neuen Erfahrungen unter dieser deutlich direktiven Perspektive ist das Ziel (Strukturgitter C 4, 8, 12 und 16).

6. Die rekonstruktive Systemintervention

6.1. Kurzfassung der Ergebnisse

Die rekonstruktive Systemintervention hat zwei Funktionen.

- Sie ist zum einen ein Forschungsansatz im Rahmen der Aktions- und Handlungsforschung. Sie macht erkennbar, wie der Regelkreis der Gewalt in der beruflichen Pflege durchbrochen werden kann, wenn man eine fallbezogene Handlungsfeldanalyse mit einer ressourcenorientierten Expertise so verknüpft, dass die geplanten und umgesetzten Präventions- und Interventionsmaßnahmen passgenau und *minimalinvasiv* sind. Sie versteht sich als Interventions- und Handlungsforschung.
- Sie kann zum andern in einer didaktisch und methodisch aufbereiteten Form praktisch genutzt werden, um als Interventionsinstrument von Pflegenden, ihren Leitungen und Auszubildenden im Problemfall selbst eingesetzt zu werden (Kapitel 7). Der Unterschied zwischen dem Auslöser der Gewalterfahrung und den möglichen Ursachen dafür lassen sich erfassen. Die Trennung von Problem und Ressourcen ermöglicht einen neuen Blick auf das, was man tun kann, um das eigentliche Problem lösungsorientiert angehen zu können Wenn nach Abschluss der rekonstruktiven Systemintervention eine neue Gewaltproblematik auftritt, kann Selbsthilfe als flexibles Regulations- und Steuerungsinstrument aktiviert werden. Die so befähigten Pflegenden können nachhaltig gewaltpräventiv agieren und im Sinne einer Multiplikatorenfunktion zur Verstetigung der Gewaltprävention betragen.

6.2. Die praktische Anwendung

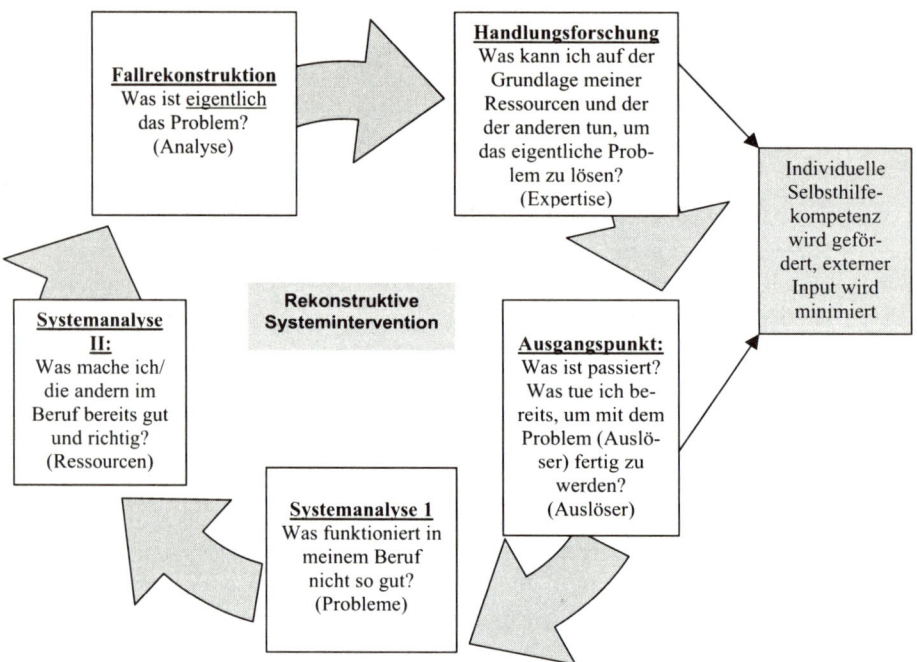

Schema 1: Die Rekonstruktive Systemintervention als praktisches Instrument im konkreten Problemfall zur Erfassung fallbezogener ressourcenorientierter Lösungswege

6.2.1. Anwendung im konkreten Problemfall

Folgendes Vorgehen ist intervenierend im konkreten Konfliktfall auf der subjektiven Ebene denkbar:

- In einem ersten Schritt (*Ausgangspunkt: Auslöser*) stellt sich die betroffene Pflegeperson die Frage, was eigentlich passiert ist und was sie bereits tut, um mit dem aufgetretenen Problem fertig zu werden.

- In einem zweiten Schritt wird eine Systemanalyse in zwei voneinander getrennten Schritten durchgeführt. Zum einen wird gefragt nach den Faktoren, die im Beruf nicht wirklich gut funktionieren (*Systemanalyse 1: Probleme*). Zum andern wird gefragt, was die betroffene Pflegekraft und ihre Kollegen in ihrem Beruf bereits richtig und gut machen (*Systemanalyse 2: Ressourcen*).
- In einem dritten Schritt wird vor dem Hintergrund dieser erweiterten Systemanalyse danach gefragt, was eigentlich das Problem ist, dass hinter dem konkreten in der Handlungssituation aufgetretenen konkreten Anlass steckt (*Fallrekonstruktion: Analyse*).
- In einem vierten Schritt wird auf der Grundlage der fallspezifischen Handlungsfeldanalyse und der fallspezifischen Analyse vorhandener Kompetenzen und Ressourcen eine ebenfalls fallspezifische Intervention geplant und umgesetzt. Die leitende Frage ist: Was kann ich vor dem Hintergrund meiner Ressourcen und der der anderen tun, um das eigentlich Problem zu lösen? (*Handlungsforschung: Expertise*).

Eine individuelle Evaluation der prozessorientierten Implementierung von Interventionsmaßnahmen orientiert sich dann zunächst an dem subjektiv wahrgenommenen „Erfolg". Die leitende Frage ist: Ist es mir gelungen, besser mit dem Phänomen *Gewalt gegen Pflegende* umzugehen?

6.2.2. Präventive Anwendung

Folgendes Vorgehen ist präventiv auf der institutionellen Ebene denkbar:

- Eine Einrichtung hat ein Interesse daran, Gewalt, die gegen Pflegende ausgeübt werden, zu minimieren.
- Die Funktionsweise der Analysematrix als erster Schritt der rekonstruktiven Systemintervention (Handlungsfeldanalyse) und die Funktionsweise des Strukturgitters (Expertise) werden im Rahmen einer entsprechenden internen oder externen Fortbildung von ausgewählten Multiplikatoren anwendungsbezogen in ihrer Funktionsweise vermittelt. Sie werden zum einen darin geschult, sie im konkreten Konfliktfall selbst auch zu nutzen. Zum andern wird vermittelt, wie sich im Vorfeld einer Krise auf

der Grundlage der Analysematrix zunächst die Situationen und Orte näher bestimmen lassen, in denen in diesen spezifischen Einrichtungen vermehrt Gewalt gegen Pflegende auftreten. Es wird auf der Grundlage des Strukturgitters auch ermittelt, in welchen Situationen und an welchen Orten es weniger zur *Gewalt gegen Pflegende* kommt.

- Die Situationen und Orte, an denen es vermehrt zu „Gewalt gegen Pflegende" kommt, werden im Hinblick auf ihr ressourcenorientiertes Handlungspotential im Umgang mit Gewalt fallbezogen analysiert. Die Ressourcengrundlage und der ergänzende Hilfebedarf einzelner Stationen kann so genauer expliziert werden.
- Die Situationen und Orte, an denen es weniger zu *Gewalt gegen Pflegende* kommt, werden im Hinblick auf ihr ressourcenorientiertes Handlungspotential fallbezogen analysiert. Einrichtungsintern kann so erfasst werden, warum es unter Vorgabe gleicher institutioneller Rahmenbedingungen an einem Ort zu mehr und an einem anderen Ort zu weniger *Gewalt gegen Pflegende* kommt.
- Vor dem Hintergrund der fallbezogenen Analyse von Problemstruktur und Ressourcenpotential werden ressourcenunterstützende Interventionen geplant.

6.2.3. Anwendung in der pflegerischen Grundausbildung

In der pflegerischen Grundausbildung, die entsprechend den gesetzlichen Vorgaben auf dem berufspädagogischen Konzept des Lernfeldes beruht, lassen sich Situationen potentieller Gewalteskalation an Lernsituationen angemessen antizipieren. Wenn den Auszubildenden in diesem Zusammenhang ein Instrument an die Hand gegeben wird, mit dem sie vor dem Hintergrund einer Erfassung der Spezifik der Einrichtungen, in denen sie praktisch tätig sind, ihre eigenen Ressourcen einschätzen lernen und Grenzen erkennen können, dann kann auf diesem Wege einem in der Literatur und durch die Handlungsfeldanalyse bestätigten Problem im Umgang mit *Gewalt* gegen Pflegende – der besonderen Gefährdung junger resp. berufsunerfahrener Pflegende – besser begegnet werden. Da es in der Ausbildung um die Entwicklung von pflegerischen Handlungskompetenzen geht, ist der Einsatz eines solchen Instrumentes neben anderen begründet und sinnvoll: Es ermöglicht die Bewusstmachung von Handlungen, die von langjährigen Mitarbeitern als *Erfahrung aus dem Bauch heraus* beschrieben, aber nicht vermittelt werden können. Es macht deutlich, dass die Erhebung der eigenen und der institutionellen Ressourcen, neben erlerntem Fachwissen, eine notwendige Grundlage darstellt, um angemessen reagieren und agieren zu können.

Folgendes Vorgehen ist im Rahmen einer schulischen Ausbildung in der Altenpflege und Gesundheits- und Krankenpflege denkbar:

- Den Auszubildenden und Lehrern einer Altenpflege- oder Krankenpflegeschule werden didaktisch aufbereitete Materialien zum Thema *Gewalt gegen Pflegende* zur Verfügung gestellt, die auf der Analysematrix und dem Strukturgitter beruhen. Für die Lehrer werden entsprechende zusätzliche Materialien entwickelt, die ihnen helfen den Unterricht zu planen, durchzuführen und das Ergebnis zu evaluieren.
- Eine Unterrichtssequenz auf der Grundlage von Lernsituationen im Rahmen des Lernfeldkonzeptes führt die Auszubildenden in die Thematik ein. Die Funktionsweise von Analyseraster und Strukturgitter werden erläutert und an Fallbeispielen eingeübt. Die leitende Fragestellung ist: Was kann ich als Auszubildender in der Schule lernen, damit ich in der Praxis besser darauf vorbereitet bin, mit *Gewalt gegen Pflegende* umzugehen? Gemeinsam werden transferierbare Analysemethoden der Problemerfassung und Ressourcenbestimmung eingeübt. Die Auszubildenden bekommen entsprechende Lern- und Arbeitsaufgaben in ihren Praxiseinsatz mit, die die Einübung der Instrumente überprüfbar macht.
- Eine qualitative prozessbezogene Auswertung findet im Rahmen der Praxisreflexion in der Schule statt. Die Schüler werden aufgefordert, über ihre Erfahrungen im Umgang mit den Instrumenten strukturiert zu berichten. Sie bestimmen ihren eigenen Lernerfolg, indem sie reflektierend Handlungssituationen in Bezug auf die Problemhaltigkeit erfassen und in Bezug auf die Ressourcenorientierung analysieren können.

6.3. Theoretische Grundlagen

6.3.1. Das Konfliktmodell der Systemtheorie

Der systemtheoretische Ansatz nach Luhmann bietet in seiner Deutung von Konfliktstrukturen einen Ansatz, um die Funktionsweise und Reichweite einer rekonstruktiven Systemintervention angemessen einschätzen zu können. Diesem theoretischen Ansatz folgend ginge es nicht primär darum, Konflikte, die hinter einem konkreten Problem stehen, zu lösen, sondern die im Konflikt erkennbaren Widersprüche besser kommunizierbar zu machen. Damit ließe sich die zerstörerische Kraft von Konflikten verringern. Und nichts anderes ist der Sinn einer rekonstruktiven Systemintervention. Es ist nicht davon auszugehen, dass das eigentliche strukturelle Problem, das den Auslöser für das aufgetretene konkrete Problem bildet, auf diesem Wege wirklich aufgehoben werden kann. Es ist allerdings möglich, durch „Zusatzkondition" bessere Grundlagen dafür zu schaffen, damit in einer ähnlichen Problemsituation die Art der Konfliktaustragung so verändert werden kann, dass die betroffene Pflegende und ihre Leitung nicht in einem unlösbar erscheinenden Problem auf Handlungsstrategien zurückgreifen müssen, mit denen sie sich selbst und andern schaden. Im Prinzip handelt es sich also darum, die Kommunikationsfähigkeit zu verbessern und die zerstörerische Kraft von Konflikten zu verringern.

Die rekonstruktive Systemintervention beruht also auf theoretischen Erkenntnissen über die Funktionsweise eines gesellschaftlichen Systems, wie sie im Rahmen systemtheoretischer Überlegungen formuliert werden. Sie setzt am konkreten Problem an und versucht durch einen *minimalinvasiven* Eingriff die Konfliktstruktur so zu beeinflussen, dass die *destruktive Kraft des Konfliktmusters* durchbrochen werden kann. Die Systemtheorie bietet Erklärungsmuster dafür an, welchen Stellenwert Konflikte innerhalb eines Systemzusammenhanges haben. Damit gibt sie implizit Hinweise darauf, wo eine Intervention unter diesen Voraussetzungen ansetzen könnte.

Nach Luhmann funktioniert ein System im System selbstreferentiell (autopoietisch)[4]. Die Handlungssituation, in der Gewalt gegen Pflegende ent-

---

[4] Statt Handlungen sind es nach Luhmann Kommunikationen, die ein System ausmachen. „Ein soziales System kommt zustande, wenn immer ein autopoietischer Kommunikati-

steht, ist Teil eines solchen selbstreferentiellen Systems, das seine jeweils eigene Logik entfaltet. Wie kann man nun, so eine zentrale Frage, zielgerichtet und damit strukturierend in ein solches komplexes System eingreifen? Im Prinzip kaum, wenn man Zielgerichtetheit als eindimensionale Funktionslinie versteht. Eine Möglichkeit, um einen Ansatzpunkt für eine Intervention zu finden, lässt sich in diesem Denkmodell im Rahmen der Konfliktanalyse finden. Konflikte sind nach Luhmann „soziale Systeme, die sich aus gegebenen Anlässen in anderen Systemen bilden, die aber nicht den Status von Teilsystemen annehmen, sondern parasitär existieren. Ihr Auslöseanlass und der Katalysator ihrer eigenen Ordnung ist eine Negativversion von doppelter Kontingenz: ich tue nicht, was du möchtest, wenn du nicht tust, was ich möchte." (Luhmann: 1984, S. 531).

Konflikte sind also

„soziale Systeme, die genau nach dem Muster der doppelten Kontingenz gearbeitet sind; und es sind hoch integrierte Sozialsysteme, weil die Tendenz besteht, alles Handeln im Kontext einer Gegnerschaft unter diesen Gesichtspunkt der Gegnerschaft zu bringen. Hat man sich einmal auf einen Konflikt eingelassen, gibt es kaum noch Schranken für den Integrationssog dieses Systems – es sei denn aus der Umwelt, der Verhaltenszivilisation, des Rechts; ... die destruktive Kraft des Konflikts liegt nicht in ihm selbst ...; sie liegt in dem Verhältnis zum System, in dem der Konflikt Anlass und Ausgang gefunden hat." (Luhmann: 1984, S. 532).

Nach Luhmann ist eines der wichtigsten Kennzeichen von Konflikten innerhalb von Systemen ihre hohe Beliebigkeit, fast Voraussetzungslosigkeit des Anfangens und entsprechend ihre immense Häufigkeit (ebenda, S. 534). Er stellt sich nun die Frage, wie es dazu kommt, dass Konflikte weitere Konflikte stimulieren und so eine hohe Breitenwirkung erreichen. Er nutzt

---

onszusammenhang entsteht und sich durch Einschränkung der geeigneten Kommunikationen gegen eine Umwelt abgrenzt. Soziale Systeme bestehen demnach nicht aus Menschen, auch nicht aus Handlungen, sondern aus Kommunikation" (Luhmann, 1986, 269). Kommunikationen sind also relativ geschlossene, abstrahierte Systeme. Autopiesis bedeutet, dass es „weder Input von Einheit noch Output von Einheit aus dem System" gibt. „Das System operiert als ein selbstreferentiell-geschlossenes System." (Luhmann 1985, 403). Das, was innerhalb eines Systems geschieht, kann nicht direkt in ein anderes System übertragen werden. (Anette Treibel (1997), Einführung in soziologische Theorien der Gegenwart, Opladen, S. 33 ff.).

diese Klärung, um sich die Frage der Konditionierbarkeit von Konflikten stellen zu können. Die Lösung von Konflikten ist dann für ihn eine Art Nebenprodukt der Konditionierbarkeit. Wenn in interaktionellen Konflikten Anzeichen die Interaktion überschreitender gesellschaftlicher Relevanz auftauchen, dann sei die Wahrscheinlichkeit höher, das der Konflikt verbreitet, vertieft und perpetuiert wird.

Wie sieht nun der Zusammenhang zwischen einer Konditionierung in Konfliktsystemen und der Funktion von Widersprüchen aus? Luhmann sieht einen hochwahrscheinlichen Zusammenhang zwischen dem Neuanfang eines Konfliktes und der Ablehnung von Sinnzumutungen. Wenn das so sei, dann seien die Bedingungen, die die Reproduktion von Konflikten, ihre Konsolidierung als System also, ermöglichen, der „eigentliche Schlüssel zum Problem". Zwei Möglichkeiten bieten sich s. E. an:

Man kann bestimmte Mittel verbieten:

> „Die Einschränkung der Mittel, zum Beispiel das Verbot der Anwendung physischer Gewalt, wird im Wesentlichen motiviert durch die Absicht, Schäden zu verhüten. Sie hat aber auch die Funktion, Konfliktsysteme zu komplexieren, zu verfeinern, zu perpetuieren. Bei Zulassung physischer Gewalt werden Konflikte entweder gar nicht erst gewagt, oder, wenn sie ausbrechen, relativ rasch und einfach entschieden." (ebenda, S, 539)

Man kann die Unsicherheit im System erhöhen:

> „Die Erhöhung der Unsicherheit erfolgt durch Einbeziehung von Dritten in das Konfliktsystem – von Dritten, die zunächst unparteiisch sind, also nicht vorweg schon mit einer der Parteien oder mit „Seiten" der Konfliktthemen solidarisiert sind, die aber im weiteren Verlauf Stellung beziehen und die eine oder andere Seite begünstigen können. Dadurch wird das Konfliktsystem zunächst desintegriert. Die soziale Regression, die in einer Reduktion auf eine Zweierbeziehung lag, wird zurückgenommen. ... Das einfache Umkehrverhältnis von Nutzen und Schaden wird modifiziert durch die Frage, unter welchen Bedingungen der Dritte zu gewinnen sein wird. ... Die Wiedereinführung von Erwartungsunsicherheit in den Konflikt schafft speziell für dieses System Strukturbildungsmöglichkeiten, neue Kontingenzen, neue Chancen der Selektion." (ebenda, S. 540).

Zusammenfassend stellt er fest:

„Regulierung der Mittel und Erhöhung von Unsicherheit sind zwei verschiedene, komplementäre Möglichkeiten, Konfliktsysteme unter Zusatzkonditionen zu stellen. Dadurch wird das Anfangen von Konflikten, das Neinsagen in Kommunikationsprozessen, das Ablehnen von Zumutungen, das Vorschlagen von Neuerungen, die wahrscheinlich abgelehnt werden, erleichtert. Zumindest wird die sehr hohe Konfliktschwelle, die gelten würde, wenn es sogleich auf Kampf hinausliefe, gesenkt. Dies kommt dem Immunsystem der Gesellschaft zugute. Entsprechend der steigenden Komplexität der Gesellschaft werden mehr Widersprüche kommunikabel. Es bleibt strukturell offen gelassen, wann sie auftraten, und doch situationsweise erkennbar und bestimmbar, wie damit zu verfahren ist." (ebenda, S. 540/541).

Eine dritte Person also im konkreten Konfliktfall und/oder eine andere Rechtsprechung resp. Organisation des Problems auf der gesellschaftlichen Regelungsebene, senkt s. E. die Konfliktwahrscheinlichkeit und die Art, in der der Konflikt ausgetragen wird. Die *Zusatzkonditionen* erweitern die Kommunikationsmöglichkeiten für Widersprüche.

6.3.2. Die Umsetzung

Auf der handlungspraktischen Ebene reagiert ein gesellschaftliches System auf eine Intervention im kommunikativen Handlungsfeld von Menschen also nicht zielgenau und damit funktional. Interventionen sollten also so ausgerichtet sein, dass sie die Funktionsweise eines gesellschaftlichen Systems nutzen, um Nachhaltigkeit im Sinne einer gewünschten Änderung des menschlichen Umgangs mit und in dem jeweiligen Handlungsfeld zu erreichen. Dazu ist es notwendig, zunächst einmal die Funktionsweise, also die Struktur der Konflikte in dem jeweiligen Handlungsfeld zu erfassen. Wenn es um *Gewalt gegen Pflegende* in beruflichen Handlungssituationen geht, dann gilt es also zunächst zu erfassen, wie diese *Gewalt gegen Pflegende* aus der subjektiven Perspektive wahrgenommen wird und welche Lösungsmuster es gibt.

Die Entwicklung einer Analysematrix für das Konfliktfeld *Gewalt gegen Pflegende* ist ein erster Schritt, um eine fallbezogene rekonstruktive Systemintervention vorzubereiten (Handlungsfeldanalyse). Sie lässt erkennen, welche Probleme und Konflikte von Pflegenden und ihren Leitungen beschrieben werden und welche Handlungsstrategien in bestimmten Konstellationen eingesetzt werden, um Gewalt zu minimieren (Handlungsstrategien). Sie fasst diese Ergebnisse einer Handlungsfeldanalyse so in einer Analysematrix zusammen, dass erkennbar wird, wie welche Faktorenbündel aufeinander einwirken.

Die Entwicklung eines Strukturgitters ist eine zweite Voraussetzung, um auf der Grundlage einer Handlungsfeldanalyse eine ressourcenorientierte Prävention und Intervention fallspezifisch zu planen. Das Konzept der rekonstruktiven Systemintervention bietet dafür einen Rahmen.

Folgendes Vorgehen im wissenschaftlichen Analyseprozess begründet die Entwicklung eines Interventionsinstrumentes.

- Die Problemanalyse erfolgt auf der Basis von Erhebungen im Handlungsfeld selbst und mit den Auswertungsmethoden der hermeneutischen Fallrekonstruktion und der gezielten Systemanalyse.
- Durch qualitative Verfahren der Sozialforschung wird zunächst ermittelt, wo und in welchen Bezugssystemen Gewalt in einer Handlungssituation im Berufsfeld Pflege erscheint und wie sie von den Beteiligten selbst gesehen und eingeschätzt wird. Der Ist-Zustand zur Gewalt gegen Pflegende in konkreten Situationen wird also erhoben (Analyse von beschriebenen Handlungssituationen im Rahmen von Interviews und Gruppendiskussionen),
- Systemanalysen zeigen Handlungsspielräume und Restriktionen auf.
- Fallrekonstruktionen erschließen die Multidimensionalität von Gewaltentstehung, die Formen von Gewalt und deren Prozessierung im Pflegealltag.
- Die Interventionsstrategien werden unmittelbar aus den im Handlungsfeld von den Betroffenen und Verantwortlichen selbst entwickelten Vorgehensweisen erschlossen. Dabei werden Expertenwissen und individuelle Kompetenzen als Ressource ermittelt, gestärkt und im Sinne des Lernens am Modell genutzt.
- So wird die individuelle Selbsthilfekompetenz gefördert. Der externe pädagogische Input kann minimiert werden. Interventionsstrategien werden im Prozess der Problemanalyse selbst von den beteiligten Pflegenden entwickelt.
- Die Nachhaltigkeit ist gesichert, weil die Systeminterventionen prozess-

orientiert auf konkreten Fallrekonstruktionen beruhen und die Beteiligten dazu angeleitet werden, diese zunehmend selbständig umzusetzen. Auf diesem Wege lassen sich Elemente der Salutogenese handlungsorientiert einführen.

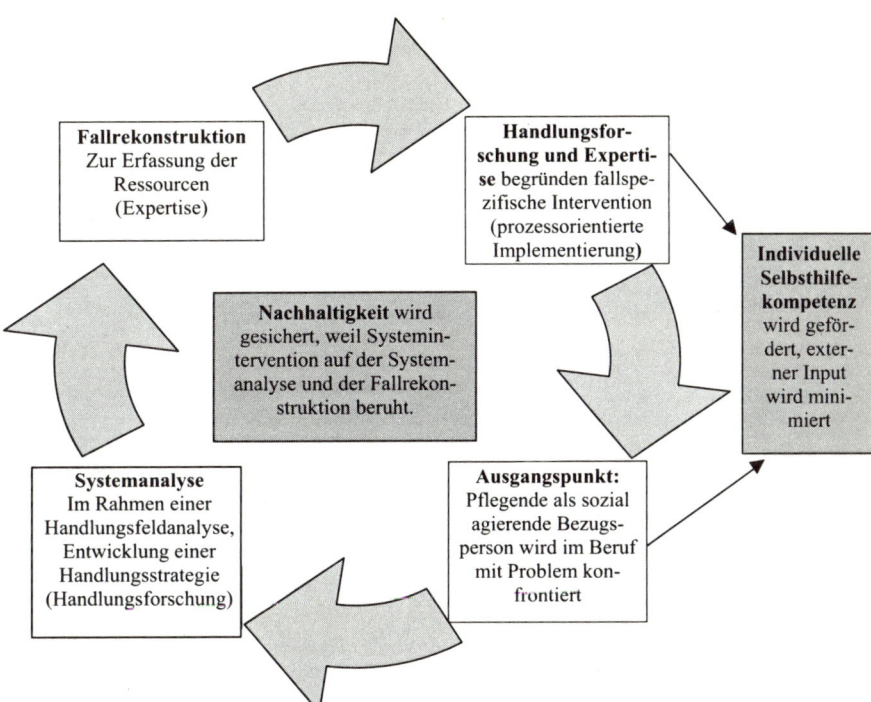

Schema 2: Die rekonstruktive Systemintervention als wissenschaftliches Instrument zur Erfassung der zentralen Probleme und Lösungsmuster

7. Interventionsinstrument Systemanalyse

Das Ergebnis der empirischen Untersuchung ist eindeutig: Pflegende verfügen bereits über ein breites, gut fundiertes und auf Erfahrung begründetes Handlungspotential, um mit Gewalt, die von der Seite der Patienten ausgeht, umgehen zu können. Das einige dieser Handlungsstrategien nicht unbedingt dem theoretischen Anspruchsprofil der Pflegewissenschaft entsprechen, nimmt ihnen zunächst einmal nichts von ihrer Wirksamkeit. So ist z. B. auch das *Um-den-Finger-wickeln* eine Strategie in der Gewaltprävention, die man nicht vom Tisch kehren kann. Sie ist implizit wirksam, weil sie vor dem Hintergrund einer genauen Kenntnis der Persönlichkeit des Pflegenden und *seines* Patienten auf reflektierte Aushandlungsprozesse verweist. Damit wäre ein wesentliches Kennzeichen des entwickelten Interventionsinstrumentes bereits angesprochen: es handelt sich um ein fallbezogenes, individuell nutzbares Instrument. Es beruht immer auf einer Analyse der konkreten Handlungssituationen, in denen Gewalt gegen Pflegende entsteht, im Entstehen begriffen ist oder bereits stattgefunden hat. Das, was in einer bestimmten Konstellation für eine Situation passt, muss in einer äußerlich gleich erscheinenden anderen Situation noch lange nicht passen. Hier mit dem Gießkannenprinzip einzugreifen, wäre fatal und missverständlich. Missverständlich wäre es auch, zu behaupten, dieses Interventionsinstrument könne als eine Art *Wundermittel* andere Formen der Prävention von und Intervention bei Gewalt verhindern. Systeme sind kompliziert. Sie sind komplex. Und es wäre vermessen, jeden Einflussparameter im Vorfeld planen zu können.

Nun entsteht Gewalt gegen Pflegende in der beruflichen Handlungssituation nicht nur durch verbale oder körperliche *Attacken*, die von der Patienten oder deren Angehörigen ausgeübt werden. Die empirische Untersuchung hat belegt, dass gerade dann, wenn Arbeitskollegen und Leitungen *unkontrolliert* und das meint für den Betroffenen nicht rational nachvollziehbar und im Rahmen von Mindeststandards eines *höflichen* Verhaltens agieren, Konflikte entstehen, die nicht angemessen gelöst werden können. Kann man dem Patienten aufgrund seines Krankheitsbildes und dem Angehörigen aufgrund seiner persönlichen Involviertheit noch eine gewisse *Unhöflichkeit* und Irrationalität zugestehen und darauf professionell reagieren, bricht dieses Handlungsmodell zusammen, wenn es sich um Arbeitskollegen und Leitungen handelt.

Es wirkt – und das ist ein dritter Aspekt – entlastend, wenn man auf die Rahmenbedingungen *schimpfen* kann und weiß, dass zu wenig Zeit, zu geringe Bezahlung und schlechte Arbeitsbedingungen Gewalt gegen Patienten nahezu herausfordern. Damit kann aber nicht das eigene Fehlverhalten gerechtfertigt werden. Zu wissen, was man aufgrund der eigenen Fähigkeiten und Fertigkeiten im Beruf tatsächlich beeinflussen kann und was nicht, stellt eine wesentliche Ressource dar, um in diesem Beruf *lebendig* bleiben zu können.

Was also kann dieses Instrument leisten? Es ist, wie gesagt, kein *Wundermittel*, um alle Probleme, die im Zusammenhang mit *Gewalt gegen Pflegende* auftreten, zu lösen. Das Instrument ermöglicht:

- eine fallbezogene Analyse, die bereits bestehende individuelle Bewältigungsstrategien nicht unter den Tisch kehrt und abqualifiziert.
- den einzelnen Pflegenden, ihren Leitungen, aber auch den Teams zu erkennen, wo eigentlich das Problem liegt, das zu der konkreten Gewaltsituation geführt hat oder eine angemessene Lösung derselben verhindert.
- eine individuelle Ressourcennutzung.

Damit wird der Ansatz einer salutogenetischen Grundhaltung konsequent umgesetzt.

7.1. Der Einsatz des Interventionsinstrumentes

Anlass: Sie haben Gewalt, die gegen Sie gerichtet ist, in Ihrem beruflichen Alltag erfahren. Sie haben etwas getan, um dieser Gewalt zu begegnen. Das Problem ist nicht wirklich gelöst und beschäftigt Sie weiter. In diesem Fall können Sie versuchen, mit dem Modell der rekonstruktiven Systemintervention für sich einen anderen für Sie passenden Weg zur Lösung zu finden. Sie finden dazu im Folgenden

- die entsprechenden Fragen der rekonstruktiven Systemintervention nacheinander aufgelistet.
- die Probleme und Ressourcen aufgelistet, die im Rahmen der wissenschaftlichen Untersuchung für unterschiedliche Problembereiche (Patienten, Leitungen, Angehörige etc.) benannt und im Analyseraster zusammengefasst wurden. Sie können diese als Anregung nutzen. Es handelt sich nicht um eine vollständige Checkliste. Wenn Ihre eigenen Probleme und Ressourcen nicht benannt werden, ergänzen Sie diese bitte.
- Lösungsmuster aufgelistet, die vor dem Hintergrund des Analyserasters im Rahmen der wissenschaftlichen Untersuchung in einem Strukturgitter festgehalten wurden. Sie können überprüfen, ob diese Lösungsmuster für Sie vor dem Hintergrund der eigenen Probleme und Ressourcen Perspektiven aufzeigen.

Schritt 1: Sie beginnen am *Ausgangspunkt* der rekonstruktiven Systemintervention mit der Frage: *Was ist passiert?* Sie können dazu die angefügte Liste möglicher Probleme nutzen. Es kann sein, dass das von Ihnen erlebte Problem nicht aufgenommen ist. Sollten Sie mehrere *Auslöser* gefunden haben, überlegen Sie bitte, welches der Probleme am wichtigsten ist. Sie sollten nicht mehr als zwei Probleme festhalten. Schreiben Sie diese auf ein Blatt Papier und legen es zur Seite.

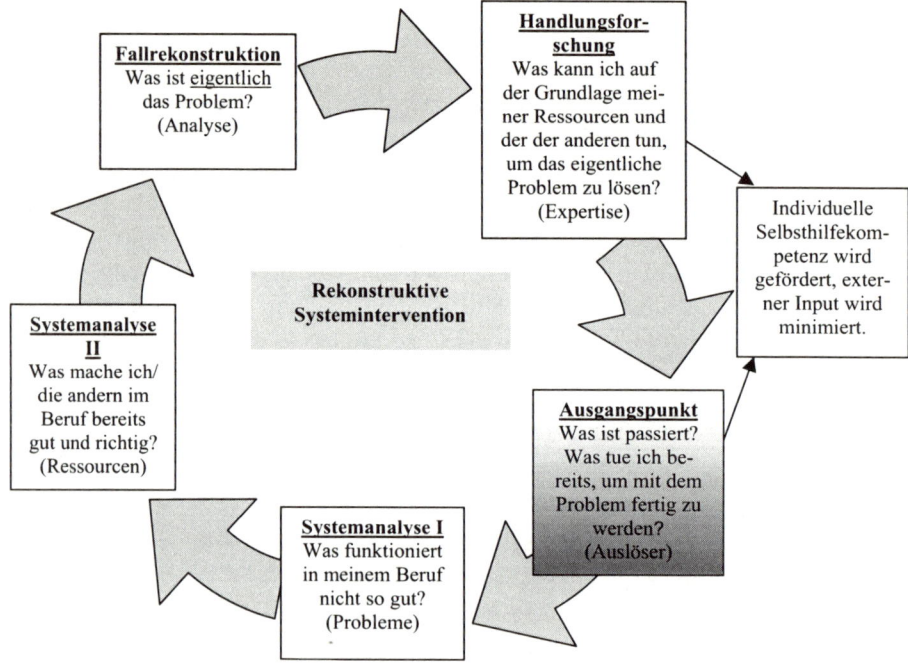

Auslöser auf der Seite des Patienten:

- Der normal aggressive Patient übt ein Terrorregime aus.
- Der normal aggressive Patient übt eine subtile Herrschaft aus. Er spaltet das Team.
- Die unvorhersehbare Attacke, die gegen mich gerichtet ist, macht Angst.
- Ich konnte die Herkunft der Gewalt des Patienten nicht erkennen. Ich weiß nicht, was ich falsch gemacht habe.
- Der Patient ist persönlich unangenehm
- Der Patient ist durchdringlich.
- Der Patient macht anzügliche Bemerkungen.
- Der Patient duzt den Pflegenden.
- Der Patient ist total unkontrolliert.
- Der Patient tritt oder schlägt.

- Der Patient hat einen Gewaltausbruch. Er findet keinen Zugang zu einem der Pflegenden.
- Der Gewaltanteil gegenüber den Patienten auf der Station ist hoch.
- Der Patient wird entmündigt.
- Man fühlt sich persönlich angegriffen.
- Man gerät in einen Unruhezustand.
- Man zieht eine Notbremse. Ein anderer Pflegender wird von einem Patienten körperlich schwer verletzt. Das ist beängstigend.
- Man wird körperlich schwer verletzt. Man kann nicht mehr arbeiten. Man hat Angst.
- Man schiebt die Angst vor sich her. Man spricht nicht darüber. Man wird krank.
- Man hat Angst. Der Patient nimmt dich nicht für voll. Du fährst die harte Schiene. Du machst dicht.
- Man kann nicht mehr. Die Haut wird immer dünner. Man fühlt sich schneller angegriffen.
- Ich habe Angst davor, die Kontrolle über die Patienten zu verlieren.
- Ich wende strategische Stufenmodelle verbaler und körperlicher Intervention bei Gewalt auf der Seite des Patienten an.
- Ich handele oft unreflektiert aus der Situation heraus. Ich weiß nicht, warum ich so handele.
- Der Patient wird fixiert. Es ist zu wenig Personal da.
- Der Patient wird fixiert. Es müssen ärztliche Verordnungen an ihm vollzogen werden.
- Man droht dem Patienten mit der Überweisung in die Psychiatrie.
- Der Patient wird plattgespritzt.

Auslöser auf der Seite des Teams
- Es herrscht ein Konkurrenzverhalten im Team.
- Im Team fehlen klare Absprachen.
- Es findet eine sexuelle Belästigung unter Pflegenden statt.
- Die *Schwachen* werden aus dem Team ausgeschlossen.
- Man hat eine geringe Wertschätzung gegenüber den Kollegen.
- Jeder Pflegende versucht für sich durchzukommen.
- Die Schichten untereinander verstehen sich nicht.

- Man kann sich auf seine Kollegen nicht verlassen.
- Das Personal ist aggressiv untereinander.
- Im Team spielt man sich untereinander hintenherum aus.
- Mobbing
- Das Stationsteam legt sich lahm.
- Konflikte im Team werden auf der Leitungsebene ausgetragen.
- Konflikte im Team werden nicht ausgetragen.
- Ich habe Angst.
- Eine Rückversicherung im Team findet nicht statt.
- Das Team sichert nicht die Selbstbestätigung.
- Im Team wird nicht miteinander geredet.
- Im Team wird der Zusammenhalt gepflegt.
- Im Team wird kein Zusammenhalt gepflegt.
- Das Team geht nicht fürsorglich miteinander um.
- Der Pflegende ist Einzelkämpfer in der Teammannschaft und folgt der Stationsleitung.
- Das Team hält nicht zusammen.

Auslöser auf der Seite der Leitung
- Die Leitung praktiziert eine offene „Anmache" von Kollegen und Patienten. Sie handelt *unkontrolliert*.
- Die Leitung vermittelt kein Gefühl von Fürsorge.
- Die Leitung vermittelt kein Gefühl von Sicherheit.
- Man ist schlecht aufgehoben.
- Die Leitung hat manchmal ein Bedürfnis nach Nähe. Sie will wissen, wie es den Pflegenden geht.
- Die Stationsleitung nimmt ihre Führungsaufgaben nicht genügend wahr.
- Die Leitung wertet die Patienten und das Milieu, aus dem sie kommen, ab.
- Die Leitung unterstützt, dass Tabus zum Thema Gewalt beibehalten werden.
- Die Leitung befürwortet Aggressivität von Pflegenden gegenüber Patienten und Angehörigen.
- Die Pflegedienstleitung / die Stationsleitung / die Pflegedirektion bietet Schutz, hat aber keinen Einfluss.

- Die medizinische Leitung hat Einfluss, bietet aber keinen Schutz.
- Die Anweisungen *von oben* sind undurchsichtig.
- Man kann über seelische Gewalt nicht mit der Leitung sprechen.
- Man hat keine Rückendeckung in der Leitung.
- Die Leitung entwickelt Strukturen. Sie werden nicht gewollt. Man fühlt sich nicht ernst genommen. Es gibt kein Mitspracherecht.
- Man fühlt sich von der Leitung nicht ernst genommen.
- Man hat kein Mitspracherecht bei Entscheidungen der Leitung.

Auslöser auf der Seite der Angehörigen
- Die Angehörigen machen mir den Vorwurf der „gefährlichen Pflege".
- Die Angehörigen bedrohen Pflegende durch ihr „unkontrolliertes Verhalten und verhindern eine *gute Pflege*.
- Die Angehörigen bedrohen mich durch ihr *unkontrolliertes Verhalten* und verhindern eine *gute Pflege*.
- Die Angehörigen werten mich persönlich ab.

Auslöser auf der Seite der Ärzte
- Ärzte verletzen durch verbal und körperlich unkontrolliertes Verhalten Pflegende in der Öffentlichkeit.
- Die Ärzte behandeln mich wie einen Untergebenen. Das ist wie früher.

Auslöser auf der Seite der Rahmenbedingungen
- Es herrscht Zeitmangel.
- Es gibt einen Personalmangel.
- Es fehlt das Geld.
- Die, die die Macht haben, wissen nichts von *guter Pflege*, und die, die gut pflegen können, haben keine Macht.

Schritt 2: Sie setzen am *Ausgangspunkt* mit der Frage fort: *Was tue ich bereits, um mit dem Problem der Gewalt, die gegen mich gerichtet ist, fertig zu werden?* Sie können erneut die Liste der angefügten Handlungsstrategien nutzen. Auch hier gilt: ergänzen Sie bitte, wenn Ihre Strategien nicht benannt werden. Schreiben Sie die von Ihnen verwendeten Strategien der Problemlösung ebenfalls auf ein Papier und legen Sie auch dieses zur Seite.

Individuelle Handlungsstrategien
- Ich nehme die Macken des Patienten ernst.
- Ich begegne dem Patienten höflich.
- Ich wickle den Patienten um den Finger.
- Ich kenne die Biografie des Patienten. Ich sehe den Menschen, der er einmal war.
- Ich drohe.
- Ich wende Tricks an.
- Ich setze eine klare Grenze. Die Grenzen der Höflichkeit/ Konvention sind für mich überschritten.
- Man spiegelt das, was der Patient sagt. Er ist erstaunt. Manchmal entsteht Humor. Die Konfliktsituation deeskaliert.
- Man erkennt, dass ein Unruhezustand beginnt. Man hat Zeit, geeignete Maßnahmen zu ergreifen.
- Ein desorientierter Patient im Unruhezustand wird von niemandem gezwungen das zu tun, was pflegerisch ansteht.
- Validation ist eine sinnvolle Strategie bei einem Patienten, der dement ist. Man begibt sich in seine Orientierung.
- Der Patient leidet. Er wird fixiert. Er bekommt Medikamente. Ihm wird geholfen.
- Ich wende das Spiegeln bei psychotischen, dementen und desorientierten Patienten an.
- Deeskalation ist eine sinnvolle Strategie bei einem Patienten, der aggressiv ist.
- Die Ärzte informieren den Patienten vor der Operation darüber, was auf ihn zukommt. Das verhindert Gewalt.
- Ich verändere meine pflegerischen Handlungen (z. B. Katheter legen). Es entsteht weniger Aggression.
- Man ordnet sich unter.
- Man weint.
- Man zieht sich zurück.
- Man fühlt sich getroffen.
- Man will es später, wenn man selbst Leitung ist, besser machen.
- Man kann einfach nichts machen.
- Man stellt politische Forderungen.

- Man glaubt daran, dass einen die Leitung schützt, wenn man Probleme hat.
- Ich sage nichts.
- Ich bleibe ruhig.
- Ich setze den Angehörigen Grenzen.
- Ich deeskaliere.
- Ich halte mich in Konfliktsituationen zwischen Patienten und Angehörigen raus. Ich sage nichts.
- Ich versuche, Ruhe in die Situation hineinzubringen.
- Ich bleibe ruhig, gelassen, höflich und bestimmt.
- Ich trete autoritär auf. Ich verschaffe mir so Respekt.
- Ich „schalte" den Angehörigen aus, wenn er die Pflege stört.
- Ich führe lange Gespräche mit den Angehörigen.
- Ich ziehe die Angehörigen hinzu. Ich übertrage ihnen die Aufgabe, mit den Patienten zu sprechen.
- Eigentlich sind es die Angehörigen, die unter Burnout leiden.

Ärzte
- Ich bleibe den Ärzten gegenüber höflich, wenn diese aggressiv sind.
- Ich bewahre den Ärzten gegenüber Ruhe, wenn diese aggressiv sind.
- Ich schalte bei einem Konflikt mit einem Stationsarzt den Oberarzt oder Chefarzt ein.
- Ich wechsele bei einem Konflikt mit dem Stationsarzt die Station.
- Ich behandele den aggressiven Arzt wie einen aggressiven Patienten.
- Ich nutze meine direkten Vorgesetzten in der Pflege als Schutz vor den Angriffen der Ärzte.
- Über seelische Gewalt rede ich nicht mit meinen Vorgesetzten. Da brauche ich Distanz

Rahmenbedingungen: Was denke ich bereits, um mit dem Problem fertig zu werden?
- Die Verhältnisse der Gesellschaft sind schuld dran, dass in der Pflege so viel Gewalt und Aggression ist.
- Die Leitung setzt strukturelle Mittel ein, um das Beste aus den Verhältnissen zu machen.

- Die Gesellschaft ist einfach gewalttätig. Sie erzeugt Gewalt und sie wendet sie an.
- Verachtung
- Es entlastet von Schuld zu wissen, dass die Gesellschaft selbst gewalttätig ist.
- Die gesellschaftlichen Bedingungen erzeugen oft Gewalt. Ich bin nicht immer persönlich verantwortlich dafür.

Schritt 3: Sie gehen auf dem Modell der rekonstruktiven Systemintervention einen Schritt weiter (*Systemanalyse 1, Probleme*) und fragen sich: *Was funktioniert in meinem Beruf nicht so gut?* Diese Frage sollten Sie allgemein beantworten, ohne sich weiter um das gerade anstehende konkrete Problem zu kümmern. Sie könnten sich z. B. fragen: Wie ist die Teamzusammenarbeit? Wie ist der Umgang mit den Patienten? Wie sieht es aus mit der Leitung? Sie können dazu erneut die angefügte Liste möglicher Probleme nutzen. Es kann auch hier sein, dass Sie nicht alle Aspekte finden, die in Ihrem Berufsfeld nicht gut funktionieren. Sollten Sie mehrere *Problemfelder* gefunden haben, überlegen Sie bitte, welches der Probleme am wichtigsten ist. Sie sollten auch hier nicht mehr als zwei Probleme festhalten. Schreiben Sie diese ebenfalls auf ein Blatt Papier und legen es zur Seite.

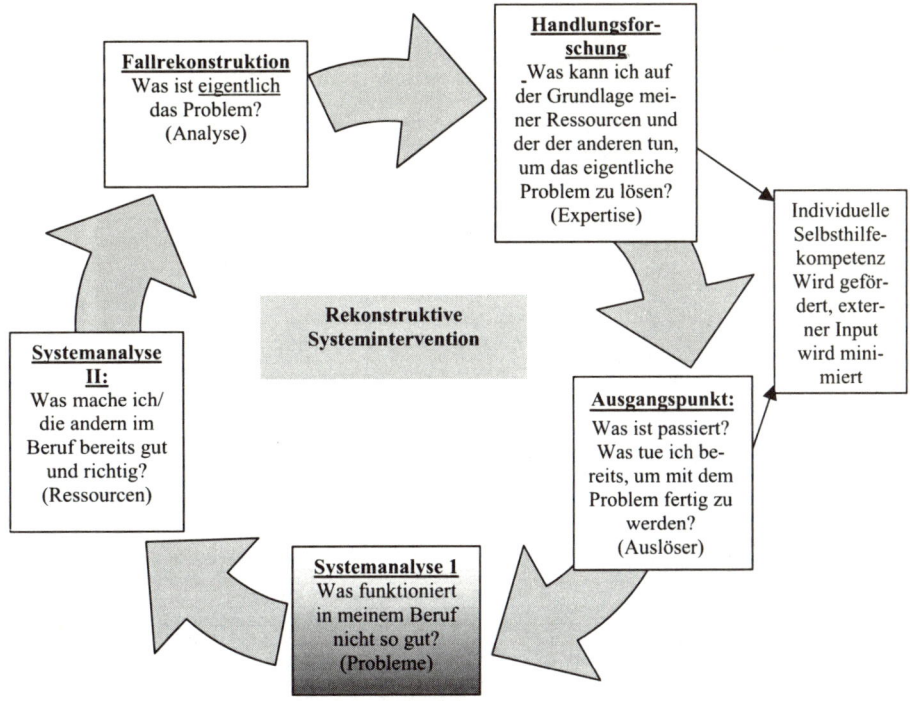

Schritt 4: Sie gehen auf dem Modell der rekonstruktiven Systemintervention einen Schritt weiter *(Systemanalyse 2, Ressourcen)* und fragen sich: Was mache ich/ was machen die andern im Beruf bereits gut und richtig? Unabhängig davon, was der Auslöser für Ihr Problem im Umgang mit Gewalt war, die gegen Sie gerichtet war, was Sie bereits getan haben und was in Ihrem Beruf nicht so gut funktioniert, überlegen Sie nun, welche Ressourcen Sie und Ihre Kollegen, die Einrichtung, in der Sie arbeiten und/oder andere Personen haben. Es ist wichtig, dass Sie sich hier an dieser Stelle noch einmal klar machen, was Ihre persönlichen Stärken und die Stärken Ihrer Kollegen und Ihres Arbeitsumfeldes sind. Diese Trennung von Problem und Ressource ist entscheidend, um neue Lösungswege gehen zu können. Auch in diesem Fall bietet Ihnen die Auflistung der aus der wissenschaftlichen Untersuchung erfassten Ressourcen nur eine Anregung. Ergänzen Sie diese

bei Bedarf. Schreiben Sie die von Ihnen erfassten Ressourcen ebenfalls auf ein Blatt Papier und legen es zur Seite.

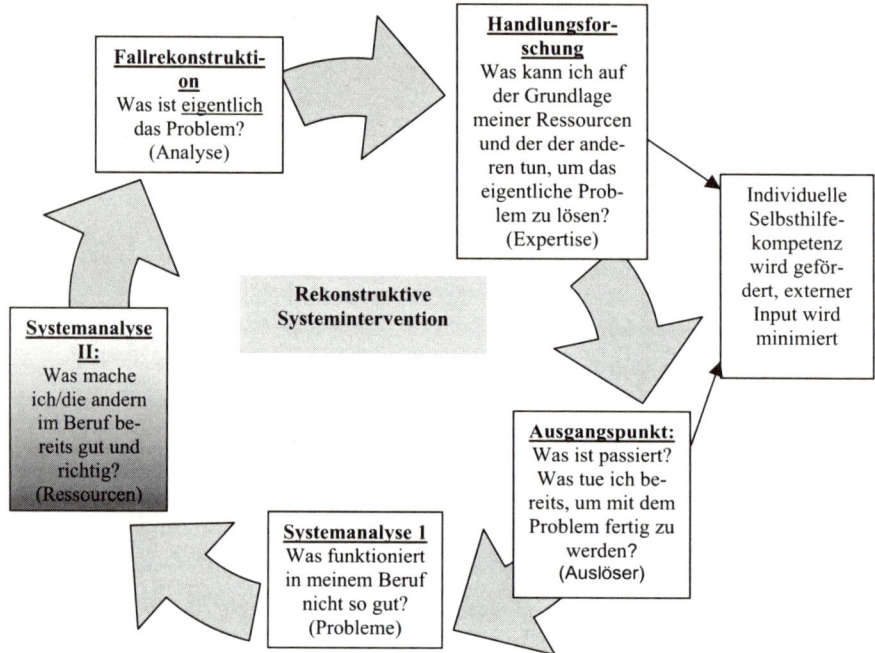

Ressourcen in der Beziehung zu dem Patienten
- Ich habe oft eine professionelle Distanz zum gewalttätigen und aggressiven Patienten.
- Ich kann die Differenz erkennen zwischen dem Patienten und seinen Gefühlen und Bedürfnissen und den eigenen.
- Ich kann den Patienten als *Mensch* sehen, wie er einmal war und vielleicht auch wieder sein wird.
- Ich nehme Gewalt und Aggression von Seiten der Patienten nicht persönlich.
- Mein Fremdverstehen der Patienten wird gefördert
- Ich kann verstehen, was der Patient eigentlich sagen will.

- Ich mag die Patienten.
- Ich verfüge über handlungsbereites Wissen. Das Wissen ist plötzlich verfügbar, wenn ich es in der Praxis brauche.

Ressourcen im Team
- Wir tauschen uns im Team regelmäßig aus z. B. beim gemeinsamen Kaffeetrinken.
- Wir führen im Team Fallbesprechungen durch.
- Ich fühle mich sicher, weil ich in der Not Hilfe im Team bekomme.
- Meine Ressourcen werden im Team erkannt und bestätigt.
- Es finden Reflexionen statt.
- Ich bekomme Sicherheit und Selbstbestätigung durch die Routine, die das Stationsteam hat.
- Empathie wird zugelassen und ermöglicht.
- Das gelingende *Bauchwissen* wird reflektiert.
- Man gewinnt Selbstbewusstsein durch das Team.
- Man erhält Anregungen durch das Team.
- Man wird im Team selbstverständlich verstanden.

Eigene Ressourcen
- Ich erkenne Zusammenhänge.
- Ich bleibe „lebendig".
- Ich habe *situative Kompetenz*.
- Meine Selbsterkenntnis steigt.
- Ich bleibe selbstbewusst.
- Ich bekomme viele Anregungen.
- Meine Arbeitslust wird gefördert.
- Meine Experimentierfreude in der praktischen Arbeit wird gestärkt.
- Ich erwerbe durch die Teilnahme an Fortbildungen in meinem Praxiseinsatz ein differenziertes Fachwissen.
- Ich kann Probleme und Konflikte analysieren und nutze dieses Wissen um die Erfahrung auf andere Situationen zu übertragen.
- Ich kann die Erfolge meines Handelns erkennen und nutze das Wissen, um diese Erfahrung auf andere Situationen zu übertragen.
- Ich kenne Techniken der Deeskalation und wende sie an.

- Ich kenne Techniken der Validation und wende sie an.
- Ich kenne Techniken des Spiegelns und wende sie an.

Ressourcen durch die Leitung
- Die Leitung macht ihre Arbeit gut.
- Die Leitung stützt die Selbstverantwortung.
- Die Leitung vermittelt Sicherheit.
- Die Leitung *setzt einen Schnitt*, wenn es notwendig ist.
- Die Leitung ist präsent.
- Die Leitung ist ein Vorbild.
- Die Leitung hat *Ahnung*.
- Die Leitung erscheint auf den Stationen.
- Die Leitung trifft die Entscheidungen, die notwendig sind.
- Die Leitung kann Situationen verstehen.
- Die Leitung übt Kontrolle aus.
- Die Leitung verwaltet das Geld angemessen.
- Die Leitung wahrt eine angemessene Distanz.
- Die Leitung verordnet Fort- und Weiterbildungen.
- Die Leitung stellt professionell Pflegende ein und entlässt die Pflegenden, die unprofessionell handeln.
- Die Leitung schafft Wissensgrundlagen für angemessenes pflegerisches Handeln der Pflegenden.
- Die Leitung puffert den Druck ab.
- Die Leitung setzt strukturelle Mittel in der Patientenversorgung ein.
- Die Leitung erkennt die Grenzen der Verantwortung Pflegender.
- Die Leitung kann Schutz und Hilfe geben.
- Die Leitung *verordnet* eine Rotation, wenn es auf der Tour/der Station nicht mehr geht.
- Die Leitung ermöglicht die Ausübung professionellen pflegerischen Handelns.
- Die Leitung übernimmt Verantwortung.
- Die Leitung entwickelt neue Konzepte und begleitet die Pflegenden bei der Umsetzung.
- Die Leitung nutzt die Möglichkeiten der Pflegenden, selbst Verantwortung zu tragen.

- Die Leitung kümmert sich um die Pflegenden bei *großen* Gewaltaktionen.
- Die Leitung ermöglicht neue Erfahrungen.
- Die Leitung fördert und erhält meine Motivation und die der anderen Pflegenden.
- Die Leitung nutzt die Rahmenbedingungen zugunsten der Pflegenden und Patienten.
- Die Leitung hat Vertrauen mir und den anderen Pflegenden gegenüber.
- Die Leitung kann erfassen, welche Konflikte da sind.
- Die Leitung kann konstruktiv eingreifen.
- Die Leitung ist *Kopf* für das *Bauchwissen* der Pflegenden.

Schritt 5: Sie gehen auf dem Modell der rekonstruktiven Systemintervention einen Schritt weiter *(Fallrekonstruktion, Analyse)* und fragen sich jetzt: Was ist *eigentlich* das Problem? Sie haben

- den/die *Auslöser* erfasst, wissen,
- was Sie und die andern bereits getan haben, um mit der Gewalt, die gegen Sie gerichtet ist, umzugehen,
- wissen, was in Ihrem Beruf ansonsten nicht so gut funktioniert und
- wissen auch, über welche *Ressourcen* Sie und Ihre Kollegen auch unabhängig von dem konkreten Problem verfügen.

Sie überlegen vor diesem Hintergrund, ob Auslöser und *eigentliches* Problem deckungsgleich sind. In diesem Moment müssen Sie entscheiden, ob das, was für Sie der Auslöser des Problems war, auch das *eigentliche* Problem ist. Wenn das so ist, dann können Sie einfach zum letzten Punkt weitergehen. Wenn Sie aufgrund Ihrer eigenen Analyse feststellen, dass der Auslöser nicht das *eigentliche* Problem ist, dann hätten Sie z. B. einen Anhaltspunkt, warum Sie trotz der von Ihnen eingesetzten und sicherlich auch bewährten Strategien das Gefühl haben, Sie sind der Lösung nicht unbedingt näher gekommen.

Das *eigentliche* Problem kann z. B. auch darin liegen, dass Sie auch deshalb mit einem aggressiven Patienten nicht klar kommen, weil Sie in Ihrem Team nur bedingt unterstützt werden. Sollten Sie also ein solches *eigentli-*

ches Problem finden, notieren Sie es ebenfalls auf einem gesonderten Blatt. In diesem Fall sollte es tatsächlich nur *ein* zentrales Problem sein, für das Sie sich entscheiden.

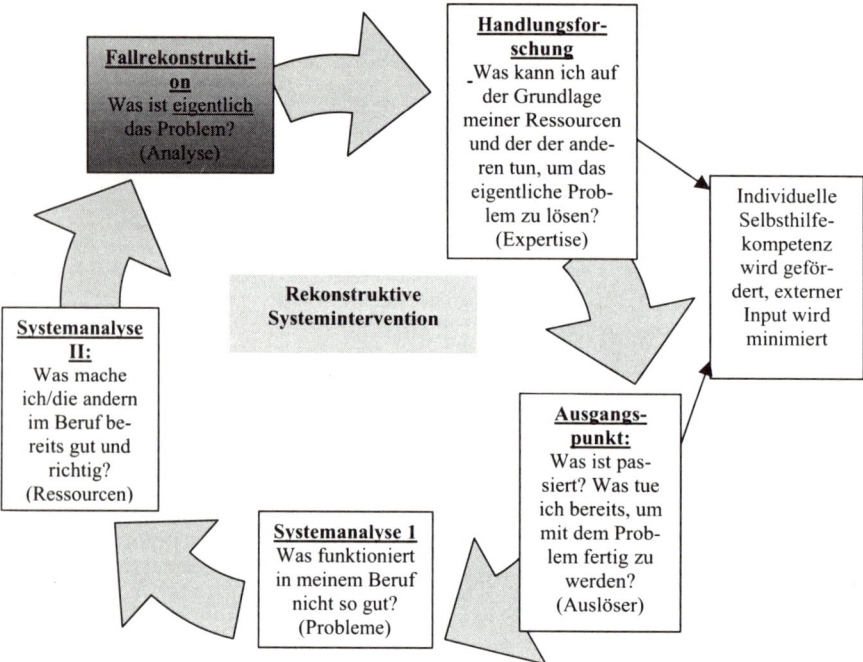

Schritt 6: Sie gehen auf dem Modell der rekonstruktiven Systemintervention einen Schritt weiter (Handlungsforschung, Expertise) und fragen sich jetzt: *Was kann ich auf der Grundlage meiner Ressourcen und der Ressourcen der anderen tun, um das eigentliche Problem im Umgang mit Gewalt, die gegen mich gerichtet ist, zu lösen?* Überlegen Sie dabei ganz genau, indem Sie Ihr eigenes Modell der rekonstruktiven Systemintervention und die von Ihnen notierten Probleme und Ressourcen sowie Lösungsmuster im Blick behalten, ob Sie unter Berücksichtigung der Probleme und Ressourcen, die Sie, Ihre Kollegen und die Einrichtung, in der Sie arbeiten, haben, hier auch wirklich einen Schritt weiterkommen. Entscheiden Sie sich

für den *für Sie unter Ihren persönlichen Voraussetzungen* am besten gangbaren und realistischen Weg. Berücksichtigen Sie dabei immer, dass der Blick auf die eigenen Ressourcen und die Ressourcen der anderen hier einen sinnvollen Ansatzpunkt bietet. Für diese Lösung gibt es kein Patentrezept. Was Sie jetzt nur feststellen können, ist, welche der Lösungsmuster, die Ihnen einfallen, auch einfach deshalb nicht passen, weil Sie persönlich und/oder Ihre Kollegen und/oder die Einrichtung, in der Sie arbeiten, dafür einfach keine Voraussetzungen bietet.

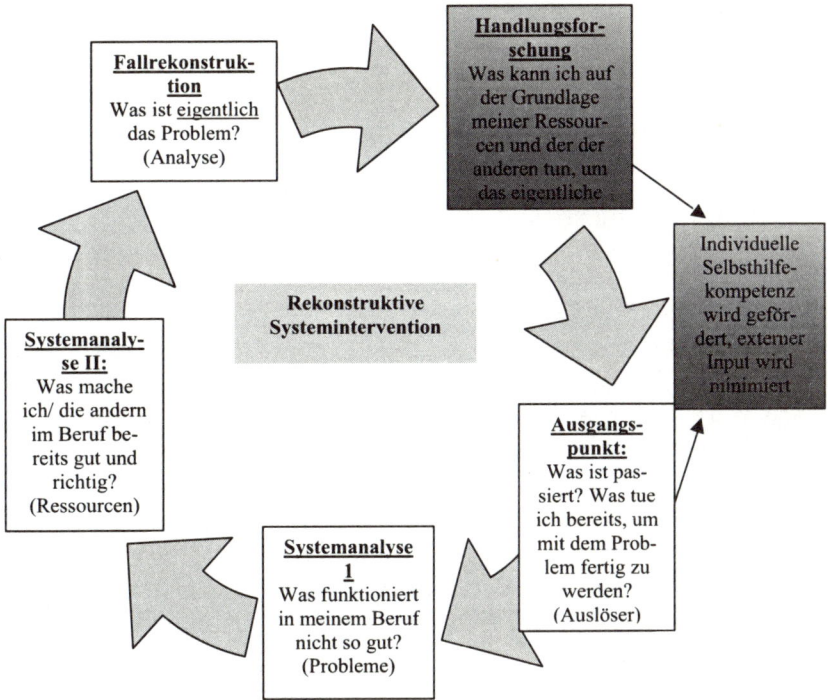

Schritt 7: Sie sind nun am Ende Ihrer eigenen Analyse angekommen. Werfen Sie jetzt noch einmal einen Blick auf das von Ihnen bearbeitete und nur für Sie passende Modell der rekonstruktiven Systemintervention.

- Sie können erkennen, was der Auslöser für das Problem mit Gewalt, die gegen Sie gerichtet ist, war und wie Sie reagiert haben *(Ausgangspunkt: Auslöser)*.
- Sie können erkennen, welche Probleme aus Ihrer Sicht in Ihrem Berufsfeld vorhanden sind *(Systemanalyse 1: Probleme)* und über welche beruflich einsetzbaren Ressourcen Sie und Ihre Kollegen verfügen *(Systemanalyse 2: Ressourcen)*, um mit diesen Problemen umzugehen.
- Sie haben vor diesem Hintergrund noch einmal darüber nachgedacht, ob der Auslöser das eigentliche Problem im Umgang mit Gewalt, die gegen Sie gerichtet ist, ist *(Fallrekonstruktion: Analyse)*.
- Sie haben eine Entscheidung darüber getroffen, was Sie vor dem Hintergrund Ihrer tatsächlich vorhandenen Ressourcen tun können, um das eigentliche Problem zu lösen *(Handlungsforschung: Expertise)*.

Wenn Sie an diesem Punkt angekommen sind, können Sie zielgenauer planen, wie Sie diesen Schritt umsetzen. Machen Sie sich im Vorfeld Ihres Handelns klar, dass es nicht immer darum geht, das Problem gänzlich aus der Welt zu schaffen, sondern so damit umzugehen, dass Sie weiterhin gerne in Ihrem Beruf arbeiten wollen und können. Ergebnis Ihrer Überlegungen kann auch sein, dass Sie kurz- oder langfristig professionelle Hilfe benötigen. Es kann auch sein, dass Ihnen klar wird, dass Sie in Ihrem bisherigen Arbeitsteam nicht mehr gut arbeiten können. Lassen Sie sich in diesem Fall beraten und treffen Sie keine voreiligen Entscheidungen. Vergessen Sie nicht: dieses Instrument löst keineswegs Ihre Probleme – es zeigt Ihnen nur, wo diese Probleme genau liegen und grenzt ein, was Sie persönlich sinnvoller Weise tun können. Eine Fülle von Hilfsangeboten steht Ihnen zur Verfügung. Sie können nun besser entscheiden, welches dieser Hilfsangebote für Sie und zu dem Problem, dass Sie in ihrem Beruf haben, auch passt.

8. Sekundärliteratur (in Auswahl)

8.1. Methoden

Bohnsack, Ralf (2003), *Rekonstruktive Sozialforschung. Einführung in qualitative Methoden*, Opladen

Bohnsack, Ralf, Marotzki, Winfried, Meuser, Michael (Hrsg.), (2003), *Hauptbegriffe Qualitativer Sozialforschung*, Opladen

Diekmann, Andreas (1996), *Empirische Sozialforschung. Grundlagen, Methoden, Anwendungen*, Reinbek bei Hamburg

Froschauer, Ulrike, Lueger, Manfred (2003), *Das qualitative Interview*, Wien

Fuchs-Heinritz, Werner (2000), *Biographische Forschung. Eine Einführung in Praxis und Methoden*, Wiesbaden 2000

Flick, Uwe, von Kardorff, Ernst, Steinke, Ines (Hrsg.), (2001), *Qualitative Forschung. Ein Handbuch*, Reinbek bei Hamburg

Girtler, Roland (2001), *Methoden der Feldforschung*, Wien, Köln, Weimar 2001

Hitzler, Ronald, Honer, Anne (Hrsg.), (1997), *Sozialwissenschaftliche Hermeneutik*, Opladen

Kleining, Gerhard (1995), *Lehrbuch entdeckende Sozialforschung, Band I. Von der Hermeneutik zur qualitativen Heuristik*, Weinheim

Mayer, Horst O. (2002), *Interview und schriftliche Befragung*, München, Wien 2002

Mayring, Philipp (2003), *Qualitative Inhaltsanalyse. Grundlagen und Techniken*, Weinheim

Oevermann, Ulrich, Allert, Tilmann, Konau, Elisabeth, Krambeck, Jürgen (Hrsg.), (1979), *Die Methodologie einer „objektiven Hermeneutik" und ihre allgemeine forschungslogische Bedeutung in den Sozialwissenschaften*, in: Rosenthal, Gabriele (1995), *Erlebte und erzählte Lebensgeschichte. Gestalt und Struktur biographischer Selbstbeschreibungen*, Frankfurt/New York

Schaeffer, Doris, Müller-Mundt, Gabriele (Hrsg.), (2002), *Qualitative Gesundheits- und Pflegeforschung*, Bern, Göttingen

Soeffner, H.-G. (1979): *Interpretative Verfahren in den Sozial- und Textwissenschaften*, Stuttgart, S. 352 – 434

Strauss, Anselm L. (1994), *Grundlagen qualitativer Sozialforschung, Datenanalyse und Theoriebildung in der empirischen soziologischen Forschung*, München

Treibel, Anette (1997), *Einführung in soziologische Theorien der Gegenwart*, Opladen

8.2. Wissenschaftliche Studien

Arnetz, J. E., Arnetz, B. B., Petterson, I. L. (1996): *Violence in the nursing profession: Occupational and lifestyle risk factors in Swedish nurses*. In: Work & Stress, Heft 10, S. 119-127.

Bauer, Christoph (2004), *Emotionen und Bewältigungsstrategien nach medialer Gewaltrezeption*, Regensburg.

Berger, Peter L., Luckmann, Thomas (2000), *Die gesellschaftliche Konstruktion der Wirklichkeit*, Frankfurt am Main.

Boldt, Andreas (2001), *Patientenübergriffe in Mitgliedsbetrieben der Berufsgenossenschaft für Gesundheitsdienst und Wohlfahrtspflege*, Delmenhorst.

Bowers, L., Whittington, R., Almvik, R., Bergmann, B., Savio, M. (1999): *Violent incidents in psychiatric nursing: A European perpective*. In: International Journal of Nursing Studies, Heft 36, S. 217-222.

Brady, C., Dickson, R. (1999): *Violence in health care setting*. In: Leather, P., Brady, C., Lawrence, C., Beale, D., Cox, T.: *Work-related violence: Assessment and intervention*. London: Routledge. S. 166-182.

Brunner, Th. (1999): *Gewalt im Alter*. In: Ders. (Hg.): *Gewalt im Alter. Formen und Ursachen lebenslanger Gewaltpotentiale*. Grafschaft: Vektor-Verlag. S. 4-14.

Brandt, R. (2002), *Inwieweit beeinflusst die pflegerischen Beziehung aggressives Verhalten von Patienten?* In: Psychiatrische Pflege 2002/8; S. 253 – 261.

Büssing, A., Glaser, J., Giesenbauer, B., Höge, T. (2001): *Arbeitsbedingungen, Interaktionsarbeit und Qualität der Arbeit in der stationären Altenpflege*. Göttingen: Verlag für angewandte Psychologie.

Büssing, A., Glaser, J., Höge, T. (2003): *Gewalt in der ambulanten Pflege*. In: Wirtschaftspsychologie, 1/2003, S. 122-124.

Büssing, A., Höge, T. (2004): *Aggression and violence against home care workers*. In: Journal of occupational health psychology, Heft 3, S. 206-219.

Büssing, A., Richter, G., Glaser, J., Höge, T. (2003): *Anforderungen – Beanspruchung – Gesundheitsmanagement. Erfassen psychischer und physischer Belastung in der ambulanten Pflege*. In: Wirtschaftspsychologie, 1/2003, S. 119-122.

Büssing, A., Glasser, J. (2001): *Psychische Belastung im Pflegebereich*. In: Seetzen, Gerhard (Hrsg.): *Referate der Fachtagung. 28. Sicherheitsfachtagung Krankenhaus 2001*, Freie Universität Berlin, 20. und 21. September 2001. Berlin, 2001.

Carrell, A. (1999): *Gewalt gegen ältere Menschen. Ein Überblick über den derzeitigen Diskussionsstand*. In: Brunner, Th. (Hrsg.): *Gewalt im Alter. Formen und Ursachen lebenslanger Gewaltpotentiale*. Grafschaft: Vektor-Verlag. S. 15-35.

Finnema, E.J., Dassen, T., Halfens, R. (1994): *Aggression in psychiatry: a qualitative study focussing on the characterization and perception of patient aggression by nurses working on psychiatric wards*. Journal of Advanced Nursing, 19:1088-95.

Finzel, Martin (2003), *Aggressionen psychiatrischer Patienten – Erste Ergebnisse einer standardisierten Dokumentation des BZK Gabersee*, in: Psychiatrische Praxis 2003/30; 196 – 199.

Görgen, Thomas (2003), *Misshandlung, Vernachlässigung und unangemessene Formen der Freiheitsbeschränkung in der stationären Altenpflege*, o. J.

Gogl, A., Graf, S. (2001), *Klinische Pflegeprobleme in der stationärenpsychiatrischen Pflegepraxis. Eine beschreibende Untersuchung*, in: Psychiatrische Pflege 2001/7; S. 60 – 67.

Griese, Karin (2004), *Umgang mit Gewalt und Trauma*, in: Dr. med. Mabuse 152/ 2004, S. 19 – 20, Frankfurt am Main.

Hartmann, Klaus, (2003), *Aggressionsereignisse in Pflegeheimen. Literaturstudie*, Weiterbildungszentrum für Gesundheitsberufe, Aarau.

Hamborg, Martin u. a. (2003), *Gewaltvermeidung in der Pflege Demenzkranker. Modelle für alle Fälle*, Stuttgart.

Hilgen, Nicole (2005), *Gewalt in pflegerischen Interaktionen. Ursachen und Präventionsmöglichkeiten gewaltsamer Übergriffe auf Pflegende* (unveröff. Staatsexamensarbeit Osnabrück)

Hoffmann, Irmgard (2001), *Konstitutive Grenzüberschreitung im Pflegealltag. Eine Reflexion über den Zusammenhang zwischen unvermeidbarer Grenzüberschreitung einerseits und Autonomieverletzung bis zur Gewalt andererseits*, in: intensiv 2001; 9, S. 251 – 254.

Jansen, Gerard, Dassen, Theo, Moorer, Peter (1997): *The Perception of Aggression*. In: Scandinavian Univercity Press, 1997.

Kemmer, C. u.a. (2004), *Gewalterfahrungen bei Patientinnen und Patienten einer Fachklinik für Alkoholabhängige: Ergebnisse einer Prävalenzerhebung und Konsequenzen für das Behandlungsprogramm*, in: Suchttherapie 2004/5, S. 124 – 131.

Kraemer, Horst (2003), *Das Trauma der Gewalt. Wie Gewalt entsteht und sich auswirkt. Psychotrauma und ihre Behandlung*, München.

Luhmann, Niklas (1987), *Soziale Systeme. Grundriss einer allgemeinen Theorie*, Frankfurt am Main.

Menzel, Birgit (2003), *Sexuelle Gewalt. Eine definitionstheoretische Untersuchung*, Konstanz.

Meyer, Bernd (2002), *Erkennen – Benennen – Handeln in der Pflege. Aggression und Autoaggression als Herausforderung im pflegerischen Alltag*, in: Psychiatrische Pflege 2002; 8, S. 142 – 148.

Meyer, Monika (1998), *Gewalt gegen alte Menschen in Pflegeeinrichtungen*, Bern.

Miserez, B. (2003), *Häufigkeit und Ausmaß von Aggressionsereignissen in sechs psychiatrischen Kliniken in der Schweiz*, in: Psychiatrische Pflege 2003/9, S. 31 – 35.

Nunner-Winkler, Gertrud (2004), *Überlegungen zum Gewaltbegriff*, in: Heitmeyer, Wilhelm, Soeffner, Hans-Georg (Hrsg.), *Gewalt. Entwicklungen, Strukturen, Analyseprobleme*, Frankfurt am Main, S. 21 – 61.

Ostendorf, Heribert u.a. (Hrsg.) (2002), *Aggression und Gewalt*, Frankfurt am Main.

Overlander, Gabriele (2001), *Die Last des Mitfühlens. Aspekte der Gefühlsregulierung in sozialen Berufen am Beispiel der Krankenpflege*, Frankfurt am Main.

Richter, D. (1998), *Gewalt und Gewaltprävention in der psychiatrischen Pflege – eine Übersicht über die Literatur*. In: Sauter, D. & Richter, D. (Hrsg.): Gewalt in der psychiatrischen Pflege. Huber: Bern u.a., S. 109-136.

Richter, D. (1999), *Patientenübergriffe auf Mitarbeiter psychiatrischer Kliniken. Häufigkeit, Folgen, Präventionsmöglichkeiten*, Freiburg.

Richter, D. (2005), *Effekte von Trainingsprogrammen zum Aggressionsmanagement in Gesundheitswesen und Behindertenhilfe*: Systematische Literaturübersicht, Münster.

Richter, D., Sauter, D. (1997), *Patiententötungen und Gewaltakte durch Pflegende. Beweggründe, Hintergründe, Auswege*, Eschborn.

Richter, D., Berger, K. (2000), *Psychische und physische Folgen nach einem Patientenübergriff: eine prospektive Untersuchung in sechs psychiatrischen Kliniken*, in: Arbeitsmedizin, Sozialmedizin, Umweltmedizin, 35, S. 357 – 362.

Sauter, Dorothea, Richter, Dirk (Hrsg.), (1998), *Gewalt in der psychiatrischen Pflege*, Bern.

Schnabl, Christa (2005), *Gerecht sorgen. Grundlagen einer sozialethischen Theorie der Fürsorge*, Freiburg/ Wien.

Schneider, Cordula (2006), *In der Zwickmühle. Ergebnisse einer qualitativen Studie zu Gewalt in Pflegeeinrichtungen*, in: Altenpflege 4/2006, Beilage: Altenpflege Wissenschaft, Nightingale. Beiträge aus der Pflegeforschung für die Pflegepraxis, S. 45 – 52.

Schreiner, Paul-Werner (2001), *Gewalt in der Pflege*, in: Pflege und Gesellschaft 2-01, 6. Jg., S. 51 – 63.

Steinert, Tilman (u. a.) (2004), *Erfassung und Reduktion von Zwangsmaßnahmen im psychiatrischen Krankenhaus*, in: Psychiatrische Praxis 2004, S. 18 – 20.

Steinert, Tilman (2002), *Prävention von Gewalt im psychiatrischern Krankenhaus. Erste Ergebnisse einer multizentrischen Arbeitsgemeinschaft aus Baden-Württemberg und Bayern*, in: Krankenhauspsychiatrie 2002/13; S. 132 – 137.

Steinert, Tilman (2004), *Management von Aggression und Gewalt in psychiatrischen Krankenhäusern*, in: Krankenhauspsychiatrie 2004/15, S. 146 – 150.

Weyerer, S., Schäufele, M., Anton, R., Teufel, S., Sattel, H. (2001), *Gesundheitsrisiken in ambulanten Pflegediensten. Abschlussbericht an die Berufsgenossenschaft für Gesundheitsdienst und Wohlfahrtspflege.* Hamburg: BGW.

Whittington, R. (1996), *Violence to staff in a general hospital setting.* In: Journal of Advanced Nursing, 24: 326-333.

Whittington, R. (1997): *Violence to nurses: prevalence and risk factors.* In: Emergency Nurse, 5(8): 31-39.

Whittington, R., Wykes, T. (1989), *Invisible Injury.* In: Nursing Times, 85, Jg. Heft 42, S.30-32.

Whittington, R., Wykes, T. (1992), *Staff strain and social support in a psychiatric hospital following assault by a patient.* In: Journal of Advanced Nursing, Heft 17, S. 480-486.

9. Tabellen und Schemata

Pflege im Mabuse-Verlag

Kooperationsverbund niedersächsischer Krankenpflegeschulen (Hrsg.)
Das schulische und praktische Curriculum für die Berufsausbildung in der Gesundheits- und Krankenpflege
Denken lernen in Lernsituationen, handeln lernen an Lerngegenständen
2006, 342 Seiten,
29,90 Euro, ISBN 978-3-938304-51-8

Florence Nightingale
Bemerkungen zur Krankenpflege
Die »Notes on Nursing« neu übersetzt von Christoph Schweikardt und Susanne Schulze-Jaschok
2005, 276 Seiten,
24,80 Euro, ISBN 978-3-935964-79-1

Gerd Dielmann
Krankenpflegegesetz
Kommentar für die Praxis und Ausbildungs- und Prüfungsverordnung für die Berufe in der Krankenpflege
2., überarbeitete und erweiterte Auflage 2006, 256 Seiten,
28,90 Euro, ISBN 978-3-935964-36-4

Christa Hüper, Barbara Hellige
Professionelle Pflegeberatung und Gesundheitsförderung für chronisch Kranke
Rahmenbedingungen – Grundlagen – Konzepte – Methoden
2008, 183 Seiten,
15,90 Euro, ISBN 978-3-938304-71-6

Ulrike Greb
Identitätskritik und Lehrerbildung
Ein hochschuldidaktisches Konzept für die Fachdidaktik Pflege
2003, 355 Seiten, Reihe Wissenschaft, Band 67
29 Euro, ISBN 978-3-935964-20-3

Mabuse-Verlag

Postfach 90 06 47, 60446 Frankfurt am Main
Tel. 0 69-70 79 96-13, Fax 70 41 52, verlag@mabuse-verlag.de

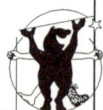

Pflege im Mabuse-Verlag

Hilde Steppe (Hrsg.)

Krankenpflege im Nationalsozialismus

Dieses Buch gilt mittlerweile – auch in allen Krankenpflegeschulen –
als Standardwerk!

9. Auflage 2001, 261 Seiten, zahlreiche Grafiken und Fotos,
21,90 Euro, 39,30 SFr, ISBN 978-3-925499-35-7

Karl-Heinz Henze, Gudrun Piechotta (Hrsg.)

Brennpunkt Pflege

Beschreibung und Analyse von Belastungen des pflegerischen Alltags

2004, 230 Seiten
22,90 Euro, ISBN 978-3-935964-08-1

Christian Kolb

Nahrungsverweigerung bei Demenzkranken

PEG-Sonde – ja oder nein?

3. Auflage 2005, 102 Seiten,
12,90 Euro, ISBN 978-3-935964-21-0

Dorothee Ringel

Ekel in der Pflege – eine „gewaltige" Emotion

2. Aufl. 2003, 89 Seiten, Reihe Wissenschaft, Band 45,
13 Euro, ISBN 978-3-933050-30-4

Anne-Kathrin Cassier-Woidasky

Pflegequalität durch Professionsentwicklung

Eine qualitative Studie zum Zusammenhang von professioneller Identität, Pflegequalität und Patientenorientierung

2007, 440 Seiten, Reihe Wissenschaft, Band 102,
42 Euro, ISBN 978-3-938304-72-3

Gesamtverzeichnis anfordern!

Mabuse-Verlag

Postfach 90 06 47, 60446 Frankfurt am Main
Tel. 0 69-70 79 96-13, Fax 70 41 52, verlag@mabuse-verlag.de

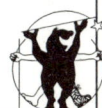

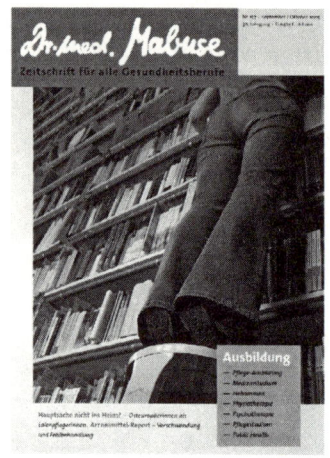
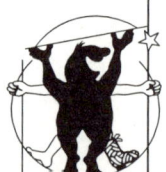